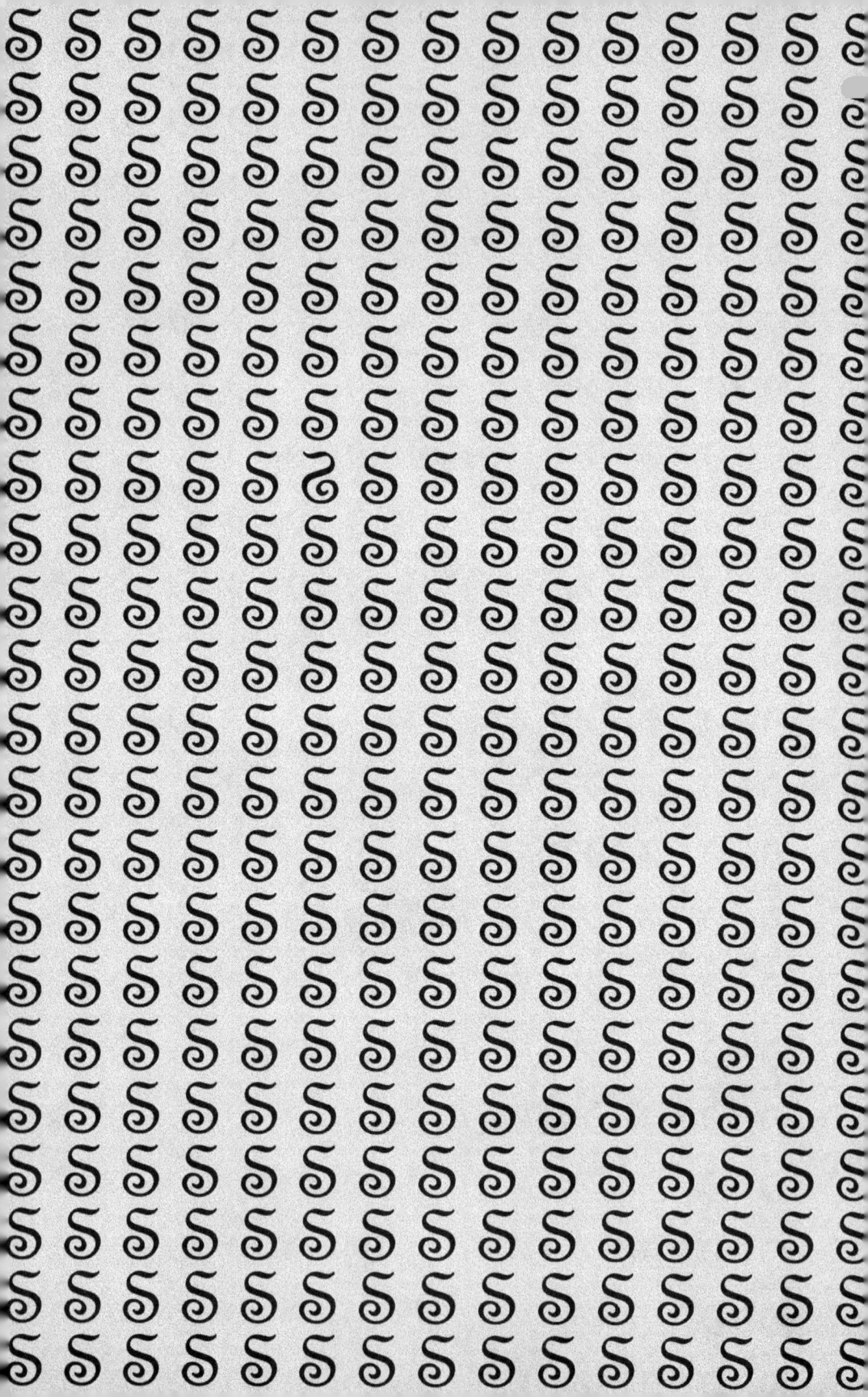

Dolor Crónico en el Niño

y

Bioética

Dolor Crónico en el Niño y Bioética

EU Irene Acevedo Pérez

Colección Enfermería

Editorial Segismundo

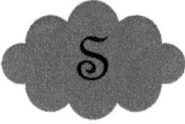

© Editorial Segismundo SpA, 2018-2021

Dolor Crónico en el Niño y Bioética

EU Irene Acevedo Pérez

Colección Enfermería, **13**

Segunda edición: Diciembre 2018 (aumentada y corregida)
Copyright © 2018-2021 Irene Acevedo Pérez
Versión: 1.5

Contacto: Juan Carlos Barroux Rojas <jbarroux@segismundo.cl>
Edición de estilo: Juan Carlos Barroux Rojas
Diseño gráfico: Juan Carlos Barroux Rojas
Ilustración de portada: Cartone di sant'Anna (Sant'Anna, la Madonna, il Bambino e san Giovannino) - Leonardo da Vinci, circa 1501-1505.

Registro de Propiedad Intelectual N° 158.120

ISBN-13: 978-956-6029-08-3

Otras ediciones de

Dolor Crónico en el Niño y Bioética:

Impreso en Chile
ISBN-13: 978-956-6029-07-6

Impreso bajo demanda – Tapa Dura
ISBN-13: 978-956-6029-97-7

Impreso bajo demanda – Tapa Blanda
ISBN-13: 978-956-6029-08-3

eBooks y Lectores Digitales
ISBN-13: 978-956-6029-09-0

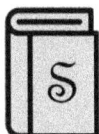

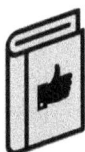

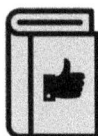

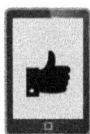

En la colección *Enfermería*:

Enfermería en 100 Palabras
> – VV.AA.

Duelo: Proceso Privado y Social
> – Ivonne Ahlers M., Rigoberto Marín C. y Alicia Muñoz A.

Envejecimiento Saludable
> – EU Alicia Villalobos C.

Dolor Crónico en el Niño y Bioética
> – EU Irene Acevedo P.

Diccionario de Enfermería
> – EU Silvia Paulina Rojas N.

Diccionario de Abreviaciones de Enfermería
> – EU Silvia Paulina Rojas N.

La Enfermería Enfermera y la Administración Segura de Medicamentos
> – EM María Ascensión San Miguel G.

Procedimientos de Enfermería
> – EU Viviana Cristi Oporto

Enfermería en Vuelo
> – EU Carlos Vizcaya Mariangel

Agradecimientos

A mis padres por su lucha constante para permitirme ser lo que soy.

A mi esposo e hija por su comprensión y permanente ayuda y estímulo, sin lo cual este libro no habría llegado a su fin.

A Dios por la oportunidad que me dio de recibir la sabiduría de un gran Maestro: Dr. Diego Gracia Guillén.

Dedicatoria

A todos los niños que padecen dolor crónico, con la esperanza que los contenidos de este libro en alguna medida, contribuyan a sensibilizar al equipo de salud, para mitigar su dolor y el sufrimiento de sus padres.

A los estudiantes del área de la salud, para que la lectura de estas páginas, impregne de compasión y sensibilidad sus corazones, al asistir a un niño que sufre.

A los profesionales de la salud pediátrica, para que la lectura de este libro, contribuya a la reflexión y a mejorar la gestión de los cuidados del niño doliente.

Reflexiones

Si tuviera la posibilidad de elegir entre la experiencia del dolor y la nada, elegiría el dolor. **William Faulkner**

El dolor es una de esas llaves con que abrimos las puertas no sólo de lo más íntimo, sino a la vez del mundo. **Ernst Jünger**

El dolor es el camino por el que los hombres tienen conciencia de sí. **Unamuno**

Sólo existe un dolor soportable, el de los demás. **René Leriche**

Todos debemos morir. Pero si puedo evitar los días de tortura, éste es mi gran privilegio. El dolor es el más terrible tirano, peor que la propia muerte. **Albert Schweitzer**

El dolor tiene un gran poder educativo; nos hace mejores, más misericordiosos, nos vuelve hacia nosotros mismos y nos persuade de que esta vida no es un juego, sino un deber. **Cesare Cantù**

No os espante el dolor; o tendrá fin o acabará con vosotros. **Séneca**

El verdadero dolor, el que nos hace sufrir profundamente, hace a veces serio y constante hasta al hombre irreflexivo; incluso los pobres de espíritu se vuelven más inteligentes después de un gran dolor. **Fiodor Dostoievski**

Quien sabe de dolor, todo lo sabe. **Dante Alighieri**

Prólogo

El libro *"Dolor Crónico en el Niño y Bioética"* que nos entrega Irene Acevedo Pérez es producto de una vida profesional dedicada a la enseñanza de la Enfermería y la Bioética, junto a la atención de niños enfermos. Muchos de esos niños padecían dolor físico y sufrimientos en intensidades tan variadas como desconocidas y subvaloradas. Pero la autora ha conocido también el dolor crónico en lo personal y en su obra ella entrega con mucha generosidad su visión basada en esta experiencia, la cual logra integrar de manera muy especial con los conocimientos clínicos y la reflexión bioética. Este hecho hace que este libro sea un aporte original que va más allá de un análisis sólo teórico del dolor. El libro analiza un tema que ha sido descuidado en la práctica de la Pediatría y de la Enfermería pediátrica y lo hace describiendo de una manera amplia y sintética los múltiples aspectos clínicos y psicológicos, lo psicosocial y familiar, los significados del dolor desde una mirada teológica, lo específico de los niños oncológicos, quemados o politraumatizados, el análisis bioético del tema, las condiciones necesarias de los profesionales y algunos aspectos prácticos del cuidado.

En sus páginas el lector conocerá el impacto y el significado del dolor crónico, con su particularidad en el caso de los niños que son sujetos especialmente vulnerables que enfrentan el dolor, los riesgos de diferentes secuelas o limitaciones funcionales y, en algunos casos, la cercanía de su muerte. Se describe la necesidad y dificultad de los profesionales y cuidadores para apreciar y evaluar el dolor en los niños, dependiendo de sus edades, las causas del dolor, el pronóstico de la enfermedad y las situaciones familiares particulares de cada niño. Sólo después de esta valoración y evaluación será posible planificar respuestas eficaces que incluyan junto a la prescripción y administración de analgésicos, el apoyo emocional, psicológico y espiritual tanto al niño como a la familia. Lo anterior constituye respuestas concretas de respeto a los derechos de los niños y, de acuerdo a cada edad, su autonomía cuando tienen la posibilidad y se les permite participar en las decisiones de su cuidado.

Como ocurre con toda acción profesional en el campo de la salud, ella no se acercará a la excelencia si se descuidan sus aspectos éticos. Por eso comprender el dolor crónico del niño hace necesario su análisis desde la Bioética, lo cual en estas páginas se ha realizado de manera integrada con los aspectos clínicos y las respuestas profesionales. Se analiza el dolor desde la mirada de los principios bioéticos, pero de manera muy especial desde la visión de la ética del cuidado. No podía ser de otra forma por cuanto el dolor en el niño despierta naturalmente en los adultos fuertes emociones y actitudes de compasión. El problema es que los profesionales no pueden quedarse con estas primeras reacciones, necesitan elaborar sus emociones para poder ayudar efectivamente en el cuidado de los enfermos que sufren, no agotarse emocionalmente, pero tampoco dejar de involucrarse de alguna manera en las vivencias de los enfermos. Quienes no lo logran sufren lo que hoy conocemos *"burnout syndrome"*. La respuesta es que los profesionales del cuidado de los enfermos, en especial las enfermeras y enfermeros que son esencialmente cuidadores, necesitan conocer muy bien estos temas, incorporarlos a su quehacer cotidiano e integrar en sus vidas la compasión. Se trata de la compasión no como una emoción sino como una virtud que es necesario cultivar a través de la vida. La autora lo ha logrado en plenitud y por eso ha estudiado desde años este tema que ahora en este libro lo enseña y lo comparte con los lectores.

El conocimiento del dolor como síntoma y como realidad humana de los enfermos y el desarrollo de las competencias y habilidades específicas del cuidado son necesarios para todo profesional de la salud. Para médicos, enfermeras, psicólogos, kinesiólogos y otros profesionales que se dedican a la atención de los niños, este conocimiento y estas habilidades adquieren particularidades que se muestran en estas páginas. Por eso este libro será un aporte de gran importancia en la enseñanza de pregrado y para la educación continua de los profesionales de la salud.

Dr. Juan Pablo Beca Infante
Centro de Bioética
Universidad del Desarrollo

Capítulo 1:

Introducción

El amor por los niños, el importante papel que juega el profesional de la salud en la atención de estos pacientes, la experiencia personal de ser portadora de dolor crónico desde hace muchos años y la necesidad de compartir con el equipo de salud mi experiencia profesional, creó en mi la necesidad de plasmar en este libro, algunos aspectos éticos relacionados con el dolor crónico del niño. A pesar que el tema del dolor ha sido analizado desde muchas aristas, me parece prudente señalar que desde un prisma ético no ha sido desarrollado suficientemente y que estas páginas contribuirán al menos, a reflexionar en relación al rol que le compete al equipo de salud, a mirar el dolor en el niño con más sensibilidad, compasión y humanidad.

La enfermedad crónica siempre va acompañada de dolor crónico físico o psicológico y de sufrimiento, tan solo por el hecho de padecerla. El dolor es una de las experiencias más universales y antiguas y tal vez el tema ha sido tratado desde muchas miradas desde la antigüedad; Aristóteles y Empédocles señalan que la génesis del dolor está en el corazón considerado como el centro de los sentimientos; en cambio Platón y otros lo ubicaron en el cerebro. Avicena, médico árabe, definió al dolor como una sensación específica; pero en otro sentido, Alberto Magno y de Mondito señala al cerebro como centro de la sensación dolorosa. En el Renacimiento, Leonardo da Vinci describió los nervios y los relacionó con la sensación de dolor (Thompson, 1984).

El dolor crónico es una de las experiencias humanas que más efectos negativos produce, proyectando en los que lo padecen, miedo, incertidumbre, impotencia, rabia, frustración, sufrimiento, por nombrar algunos. Las personas se tornan irascibles, negativas, sin esperanzas, inseguras, antisociales, distintas y sólo el que lo padece lo entiende y entiende al que lo siente. La expresión de este constante dolor también se proyecta hacia el entorno provocando mucho *stress* ante la impotencia por no poder disminuir esta sensación. La definición de empatía dice simplemente que es "ponerse en los zapatos del otro", pero, aunque se haga el mayor de los esfuerzos para sentir lo que el otro está sintiendo, no es nunca igual que vivirlo. La expresión de esta experiencia negativa sobrepasa cualquier tolerancia que el ser humano pueda soportar, más aún cuando éste es permanente y mina a cada instante la posibilidad de disfrutar plenamente las cosas simples de la vida. Si al dolor crónico se suma la impotencia funcional y por ende la dependencia del otro, perdiendo por tanto la autonomía, poco a poco la dignidad humana va socavando la posibilidad de ser independiente. Se depende del otro y esa situación afecta el carácter, la personalidad, la autoestima, porque se está sujeto a la voluntad, al tiempo, a la disponibilidad y al espacio que el otro tenga para uno. Las etiquetas que se le colocan al sufriente de dolor crónico son múltiples como exigente, intransigente, demandante, abusador, aprovechador de la situación, por señalar algunas que se pudieran identificar. Es posible que un adulto pueda tener conciencia del efecto de estas calificaciones ganadas, que aún afectan más su condición de menoscabo frente al sano y a lo mejor las pudiera utilizar, manipulando la situación. Pero un niño no tiene conciencia del impacto de este hecho en su mente, ni posee las herramientas o los argumentos para defenderse de las agresiones del medio. Su condición de vulnerabilidad, tan sólo por ser niño, lo expone a agresiones verbales o descalificaciones, porque la empatía no es posible sin vivirla y el acompañamiento adecuado es fundamental en el proceso de una enfermedad; demanda del cuidador poseer muchas herramientas de la esfera psicosocial que, al carecerlas, hacen imposible enfrentar la situación en condiciones de acoger de la mejor forma al que sufre. Entonces es más fácil evadir, agredir, ignorar o enfrentar malamente al que tengo permanentemente quejándose o expresando su dolor de la manera que el cuidador no quiere oír.

El dolor crónico en el niño incide en el curso de su enfermedad, se hace más lenta su recuperación, se limita su normal desarrollo, lo segrega de los otros niños e influye en su comportamiento psicosocial. El dolor físico y el sufrimiento que causa una enfermedad, prolongan la recuperación y la estadía en el hospital, tardando la reinserción escolar, limitando la actividad física y provocando muchas veces, graves trastornos psicológicos.

El conocimiento de la historia del dolor, permite analizar su evolución y los distintos significados que las diferentes culturas le han asignado y compararlas si es posible, a la actual dimensión que hoy existe.

El dolor crónico debe ser abordado considerando las diferentes etapas del desarrollo del niño, ya que cambia su dimensión de acuerdo a la edad, experiencias anteriores, enfermedad que lo causa, naturaleza, situación familiar entre otros. El dolor crónico es diferente si se trata de un niño con cáncer, con quemaduras o si ha sufrido un politraumatismo, siendo fundamental su análisis y su interrelación con las distintas edades en que el proceso de enfermedad se desarrolla.

Es necesario analizar el dolor crónico infantil, desde un enfoque semiológico, psicosocial, filosófico, teológico y desde la perspectiva del sufrimiento que este produce en el niño. Pero también es necesario analizarlo desde una mirada ética y bioética. El niño está inmerso en una familia y en una sociedad; esto determina estudiar el impacto que la enfermedad y específicamente el dolor crónico que afecta al niño, tiene para la familia.

El manejo del dolor crónico en el niño presenta una innumerable cantidad de problemas para el equipo de salud. Generalmente se subvalora y se asocia muchas veces con situaciones particulares de conductas emocionales, condición de estado de salud o posición del niño con respecto a sus padres y grupo familiar. Esta subvaloración no permite un tratamiento óptimo de la sintomatología y en reiteradas ocasiones no se indican ni administran los analgésicos según necesidad, en dosis, tipo y horario adecuado. Por otra parte, generalmente el profesional de enfermería, no tiene la autonomía para indicar medicamentos que calmen el dolor del niño, siendo en reiteradas ocasiones testigo del sufrimiento que produce. Además, los servicios que atienden niños con dolor en la mayoría de las veces no cuentan con profesionales, como psiquiatras y psicólogos que apoyen los trastornos psicológicos, que produce el dolor en el paciente y en el equipo de salud que asiste a estos enfermos.

El hospital en sí es sinónimo de la palabra dolor. Permanentemente se escucha: "si te duele, avísame"; "cuando tengas dolor, te pondremos un calmante"; "¿te duele mucho?"; "¿cuándo te empezó el dolor?"; "te dolerá un poco". Son frases comunes en nuestra relación con los niños en el hospital. El entorno familiar que rodea al niño, también influye en este aspecto. Habitualmente se le amedrenta con el hospital: "si no te portas bien te pondrán una inyección"; "te llevaré al hospital, si no te comes la comida y, allí te colocarán una sonda"; y estos mensajes llevan una connotación asociada con el castigo y con el dolor. Por otra parte, el niño debe limitar muchas veces la expresión de sus sentimientos como asociación a un comportamiento correcto, modelo de rectitud, hombría y ejemplaridad. Aún es frecuente escuchar a las madres decir: "los hombres no lloran" y por tanto no tienen derecho a expresar sentimientos de dolor. La tensión permanente que se vive en muchos hogares, producto de la violencia intrafamiliar, disfunción en la pareja, graves problemas económicos, bajo nivel sociocultural, impiden un ambiente relajado donde el niño desarrolle sus potencialidades y cree herramientas que lo capaciten para enfrentar experiencias como una enfermedad crónica y eventualmente hospitalizaciones prolongadas.

A pesar de todas las estrategias utilizadas para dar a conocer los derechos de los niños, pareciera ser que aún falta mucho por conocer referente a sus derechos, como principio fundamental y, más aún, a los derechos del niño hospitalizado. Frente a esta situación, a los padres y niños hospitalizados les falta aún adquirir conciencia de sus derechos como pacientes. Podríamos señalar, por ejemplo, que se estarían respetando sus derechos, si tan sólo le preguntáramos, si desea que le realicen tal o cual procedimiento, si desea que sus padres permanezcan junto a él, si desea tal o cual comida o si los tratamos por su nombre y no por el número de la cama o el diagnóstico que tienen.

Los aspectos relacionados con los principios bioéticos de autonomía, beneficencia, no maleficencia y justicia, deben ser los pilares básicos que respalden permanentemente la atención integral que deben recibir nuestros pacientes pediátricos. Cuando el niño sea capaz, o en su incapacidad sus padres o un tutor legal, deben significar para nosotros la credibilidad frente a la expresión de dolor y la petición de analgésicos. La no maleficencia debe estar presente siempre. Bastaría señalar sí, que este principio significaría sólo procedimientos indoloros y como esto es casi imposible, deberían aplicarse procedimientos que disminuyan o anulen el dolor. No producir ningún tipo de daño no es posible, pero en reiteradas oportunidades la poca destreza manual al realizar un procedimiento, conlleva a la realización de algunas técnicas que más que beneficiar, pueden dañar al paciente y aumentar el dolor en lugar de disminuirlo o eliminarlo.

El profesional de enfermería es uno de los integrantes del equipo de salud, que más tiempo permanece al lado del niño enfermo, por lo tanto, puede dar fe, con cabal conocimiento, de las características de sus niños y de la forma de expresión y de aumento o disminución del dolor. Muchas veces, por ser mayoritariamente mujer y madre, experimenta vivencias y desarrolla habilidades que la habilitan para detectar el dolor en el niño. Por otra parte, por el rol que desempeña, frecuentemente es agente productor de dolor, ya que realiza técnicas y procedimientos cruentos y por sí en varias oportunidades, representa para el niño una persona no grata.

El ambiente terapéutico influye directamente en el dolor del niño. La mayoría de los procedimientos que se realizan en el hospital le producen dolor y poco se hace para calmarlo. En más de alguna oportunidad, se efectúan punciones, curaciones o técnicas diagnósticas por manos poco diestras y algo bruscas, que, sumadas a la tensión del niño, asociada a lo desconocido del ambiente o a un manejo de "un idioma ininteligible", acompañado por personas desconocidas para él, sólo hacen que se acentúe el dolor. El hospital debiera transformarse en un lugar de acogida para el niño, en un ambiente grato, rodeado de las mínimas restricciones posibles, que le permitan sobrellevar de la mejor forma el *stress* que significa el enfrentamiento al proceso de la enfermedad.

No podemos dejar de esbozar al menos el tema de la utilización de medidas alternativas en el manejo del dolor. Lo que en algún momento se señaló como terapias casi semejantes a la magia, hoy la investigación está desarrollando los fundamentos que complementarían la disminución del dolor. Esto obliga al profesional de la salud a incorporarlas a través del aprendizaje de su impacto y validarlas a través de la investigación científica, ya que cualquier avance en la disminución del dolor en el niño, dignifica su condición de ser humano.

Importante es el tema de la gestión del cuidado del niño con dolor crónico, con el fin de que el profesional de la salud, sea capaz de organizar, realizar y evaluar los cuidados que otorgue. Los fundamentos de cada cuidado basados en sólidos conocimientos de las ciencias biológicas y psicosociales permitirán un cuidado profesional que aporte a la disminución del dolor y al respeto de la dignidad del niño y su familia.

Capítulo 2:
Desarrollo psicológico y social del niño

Mucho antes del nacimiento, el futuro ser posee ya el sello de individualidad. Nace con potencialidades que le son propias, posee un modo exclusivo de crecimiento, determinado por esas potencialidades y por el destino ambiental. El curso general del desarrollo es análogo para niños y niñas, pero las mujeres maduran algo más rápido y temprano que los varones. Las transformaciones biológicas y psicosociales que experimenta el niño, son producto de "la interacción entre el organismo y el medio ambiente" (Larrañaga, 1993). El Dr. Hernán Montenegro señala que lo que se hereda son disposiciones o potencialidades y los genes especifican el rango de probables resultantes. Estas transformaciones tienen varias teorías que explican cómo se originan durante el desarrollo; al respecto Jean Piaget postula el desarrollo cognitivo, la teoría psicoanalítica y la teoría conductista; el énfasis se ha puesto en lo que le ocurre al niño, sin tomar en cuenta el medio ambiente. Las experiencias del niño en los primeros seis años de vida, marcan las características psicológicas de la vida adulta.

En la familia ocurren las experiencias más importantes que integran la personalidad del niño, destacando dentro de ellas aspectos positivos y negativos, entre los cuales está el machismo que repercute en la relación de pareja y como consecuencia en el desarrollo del niño; también es negativo el rol que la madre cumple fuera del hogar, ya que en cierto sentido hay un abandono del hijo en edades tempranas de su vida. También podemos señalar el maltrato físico y psicológico, la violación a la dignidad y la agresión a la autoestima.

Hay investigaciones científicas que señalan que las condiciones ambientales "dejan huellas relativamente imperecederas en el sistema nervioso central, afectando la personalidad y/o la inteligencia" (Meneghello, 1993). También influyen negativamente en el desarrollo del niño los factores de pobreza, generando un síndrome de deprivación sociocultural, nutricional y afectiva.

En el desarrollo de la afectividad influyen las características de personalidad de los padres, el grado de armonización entre ellos, sus expectativas, creencias y valores, el respeto a la individualidad del niño, el tiempo que dedican para interactuar con él, el modelo de expresión de sentimientos y el refuerzo positivo frente a las conductas afectivas de sus hijos.

El temperamento del niño es otro factor que influye y se han agrupado en tres categorías: el niño fácil, el niño difícil y el niño lento. En el niño fácil, existiría regularidad biológica, humor de predominio positivo, tendencia al acercamiento a situaciones nuevas y fácil adaptación; el 40% de los niños estarían en este tipo de temperamento. En el niño difícil encontraríamos irregularidad biológica, con humor negativo de predominio, que se expresa con una intensidad alta, tendencia de retirada frente a experiencias desconocidas y poca adaptación; el 10% de los niños muestra este tipo de temperamento; éstos son los que más afectados se ven con la hospitalización y la serie de procedimientos a los que se ven enfrentados durante ella, por las repercusiones que este hecho significa para ellos. El niño lento es como el niño difícil, pero "sus reacciones negativas son levemente expresadas en lugar de tener una intensidad alta" (Meneghello, 1993). En cuanto al desarrollo de la inteligencia se puede señalar que se nace con un potencial intelectual genéticamente predeterminado, pero su desarrollo depende de factores ambientales.

Remplein en su libro *"Tratado de Psicología Evolutiva"*, señala que la formación de la personalidad está condicionada por la cultura y la educación, colaborando en su formación el yo y la sociedad. "El yo actúa resueltamente en la formación y desarrollo de la personalidad" (Remplein, 1974). Influye también, el mundo exterior, la familia, la escuela. El hombre se forma a sí mismo conforme a los valores; si los practica crea un mundo espiritual ordenado, convirtiéndose en una forma de vida espiritual.

En la niñez se configuran también los sentimientos como la simpatía, expresado a través de la participación en las alegrías y penas de los demás; el niño es capaz de vibrar con las alegrías y entristecer con las penas de los otros; también se desarrollan otros sentimientos, como el egoísmo, el afán de poder o el afán de prestigio. Remplein denomina el estadio de la segunda infancia, al período comprendido entre los cinco y medio y los diez años en las niñas y hasta los doce años en los niños; describe en este período, tres etapas, la edad del primer cambio de configuración: cinco y medio a seis y medio; la niñez media: seis a nueve años y la niñez tardía, de nueve a doce años. En la primera etapa se produce la reconstrucción corporal y psíquica; hay cambios en el aspecto del niño, en la estructura psíquica y en las vivencias y conductas. Estas transformaciones también se reflejan en la vida afectiva y en las vivencias de los estados de ánimo; hay una gran labilidad emocional con propensión al cansancio. La afectividad se acrecienta y hay violentas descargas afectivas, incluso con descargas de cóleras, presentándose frecuentemente temores y sueños angustiosos. También hay labilidad del sentimiento de sí mismo manifestada por genio arisco, resistencia y terquedad; hay desorientación y vacío interior con propensión al descontento y aburrimiento.

En el segundo período, la niñez media, se produce un fenómeno que marca una experiencia inolvidable en el niño; es el inicio del período escolar; la incorporación del niño al sistema de la escuela primaria, constituyendo un acontecimiento sociológico, marcador, único e imborrable. Hay un rápido crecimiento en la estatura y en las proporciones generales el cuerpo se redondea. En lo psíquico se produce un aquietamiento; la afectividad ahora no determinante, no perturba al niño. El pensamiento es predominante y hay un intenso desarrollo espiritual. La extroversión alcanza plenitud y uniformidad; a esta edad el niño aprende a conocer el mundo de la apariencia, lo diferente de lo real y la yuxtaposición de lo real y de lo irreal; la aparición del realismo termina con la credibilidad en los cuentos; la realidad domina la mente del niño y debe asociarse con la forma en que nos dirijamos a los niños, en cuanto a la verdad de su estado, de los procedimientos que se le realicen, de la posibilidad de dolor que presente, de su mejoría o de su empeoramiento. A esta edad existe capacidad de pensar analíticamente y una mayor disposición para la observación; hay una actitud crítica y analizadora, que se expresa claramente en el rostro del niño y en un pensamiento intuitivo. En este período se enriquece el vocabulario, la gramatización del lenguaje y del desarrollo de la memoria de la percepción.

En relación a los sentimientos, el de la vida se exterioriza en un sentimiento de fuerza y vigor físicos y en un estado de ánimo alegre (Remplein, 1974); hay una actitud optimista, de buen humor; posee un alto sentimiento de sí mismo y sobre todo un intenso sentimiento del propio poder, mostrándose más seguro. Por el contacto que tiene con otras personas, va desapareciendo la exclusiva sujeción a la familia; desde el punto de vista moral, el pensamiento analítico permite la distinción entre el bien y el mal y hay una mayor valoración moral.

La niñez tardía, se caracteriza por un desarrollo continuo y homogéneo; la forma infantil alcanza la más alta expresión. El comportamiento tiene rasgos de conciencia; el juego tiene formas nuevas; el trato social mejora tanto en el hogar como en el colegio. Hay un nuevo distanciamiento entre el yo y el mundo, lo que repercute en la imagen del mundo; se produce un verdadero fanatismo por la realidad, rechazando todo lo irreal, incomprensible y fantástico. Hay un desarrollo de la facultad de abstracción; el niño aplica el razonamiento universal explicativo a los fenómenos que observa y a todas las acciones. La abstracción y comprensión permiten un progreso en la formación de conceptos y juicios, con formación de conceptos referentes a realidades únicas y concretas; se produce la comprensión de la relación causa - efecto. En este período aparece una actitud crítica hacia sí mismo, a otras personas, cosas y fenómenos.

Se produce a esta edad un dominio de la expresión de su rostro; en lo físico hay un aumento de las fuerzas y una notable disminución en la propensión a enfermedades; en relación a los sentimientos hay un estado equilibrado del sistema corporal, conciencia de un gran sentimiento de fuerza física y una gran confianza en sí mismo (Remplein, 1974).

La adolescencia es el período comprendido entre los 10 y los 19 años, es la etapa en que progresivamente el adolescente se separa de su familia y empieza a plantearse su propia identidad, es decir, tomar decisiones con respecto a vocación y pareja. Durante este período aparecen profundos cambios y se asocia esta etapa con la llamada crisis de la adolescencia. Hay en el joven una dependencia económica y, a veces, por el estudio universitario se prolonga cercano a los 25 o 30 años; se produce generalmente un choque generacional producto de la diferencia cultural entre padres y jóvenes y por "la brecha entre la maduración biológica y la capacidad laboral del sujeto" (Florenzano, 1993). Se señala que a esta edad el comienzo del adolescente es biológico y está dado por los cambios endocrinos y que su fin es psicosocial expresado por la elección vocacional y de pareja.

La primera tarea del desarrollo del adolescente es la búsqueda de su identidad psicosexual a través de la expresión de los roles sexuales manifestado en la elección de pareja. La segunda etapa es la separación de la familia de origen, porque lo que quiere lograr es la autonomía personal. Esto se logra independizándose psicológica, social y económicamente y a través de la pertenencia a grupos de pares. La tercera tarea es la definición de la identidad en la elección vocacional y laboral buscando un "equilibrio entre capacidades, expectativas, logros académicos y oportunidades laborales" (Florenzano, 1993).

Durante la adolescencia se producen cambios fisiológicos caracterizados por modificaciones de los niveles hormonales que producen aceleramiento del desarrollo corporal y de la capacidad reproductiva. Al inicio de esta etapa se produce en la esfera cognitiva un avance hacia el pensamiento operatorio formal, hipotético-deductivo; en la adolescencia media existe un distanciamiento afectivo de la familia y un acercamiento a los grupos de iguales y especialmente a los del sexo opuesto; en el período de la adolescencia final se consolida la identidad del yo a través de la elección vocacional y de pareja.

Todas estas características de la esfera psicosocial del niño, van a enfrentarse con el impacto que la enfermedad crónica y la presencia de dolor producen en las diferentes etapas del desarrollo. Esto obliga al profesional de la salud a conocer las características de cada etapa, para comprender las reacciones y acompañar al niño otorgando un cuidado compasivo, sin estigmas el cual verdaderamente le ayuden a disminuir miedos y lo inviten a colaborar en la recuperación y el alivio del sufrimiento.

Un estudio basado en una revisión sistemática exploratoria de bases de datos internacionales realizada el 2017, con el fin de identificar las consecuencias del dolor crónico en la infancia y la adolescencia concluye que el dolor se relaciona con discapacidad funcional, trastornos de sueño y ansiedad y depresión. Estos niños experimentan estigmatización y victimización, trayendo como consecuencia aislamiento social; hay disfunción familiar y aumento de recursos económicos (Cáceres-Matos *et al.*, 2017).

Capítulo 3:
Enfermedad crónica en el niño

Es más difícil evaluar la percepción del dolor en el niño que en un adulto, mientras más pequeño sea éste; pero lo inevitable es señalar que sólo lo puede entender el que lo vive, por una experiencia individual que puede incluso aislarlo de los demás (Linchitz, 1993), limitando la libertad de jugar, correr, compartir con los amigos, llegando incluso a aislarlo del medio en que se encuentra inmerso.

Las enfermedades categorizadas como crónicas son aquellas de larga duración, entendiendo el término "crónico", del griego clásico Χρόνος, *Chronos*, que corresponde al Dios del tiempo. Etimológicamente se refiere a la duración del tiempo de evolución de la enfermedad. Una enfermedad crónica no significa en todos los casos que corre riesgo la vida de la persona y aunque los síntomas desaparezcan producto de un tratamiento efectivo la persona sigue portando la enfermedad. La enfermedad crónica no sólo afecta el aspecto físico del niño, sino también lo psicológico y en muchos casos el aspecto económico de la familia. El adulto es posible, que se adapte a la enfermedad crónica y sus consecuencias, pero en el niño es distinto y muchas veces inconscientemente él puede utilizar esta situación para "sacar provecho" y la familia sobreprotegerlo por su condición de vulnerabilidad. El paciente, su familia y el profesional encargado de su atención deben asumir la enfermedad y aceptar el diagnóstico, su tratamiento y sus consecuencias. Aprender a vivir en una nueva condición no es fácil, ya que es un proceso de resignación y aceptación de esa nueva condición, tratando de transformar esta situación en un aspecto positivo frente a lo que viene y muchas veces en un cambio de las condiciones anteriores.

Se destaca que la enfermedad crónica en el niño puede producir trastornos emocionales, ya que tiene que enfrentarse a una nueva realidad, sintiendo que no se le pasarán los síntomas y quizás se acentuarán, reaccionando al principio con culpabilidad y mucha ira. El niño más pequeño que no entiende el origen de la enfermedad puede sentir que "por ser malo" está siendo castigado y se pueden mostrar muy molestos con sus padres o el equipo médico porque no son capaces de mejorarlo, reaccionando inadecuadamente frente a demostraciones de cariño, restricciones en su vida normal o situaciones derivadas de su tratamiento, lo cual pueden mostrarlo como un niño retraído y muy enojado.

Un problema diferente se produce en el adolescente, dado su desarrollo psicológico, queriendo ser independientes y no poder por su condición de enfermo; por un aparte debe depender de sus padres por su enfermedad y por otro quiere mantener su libertad e independencia. El otro problema es que los niños y adolescentes en edad escolar deben suspender a veces por un largo período la continuidad de su educación, produciendo inesperados trastornos y por ende frustración, soledad e incomprensión al pensar por qué ellos deben vivir esa experiencia.

La enfermedad crónica en un niño habitualmente se transforma en un problema familiar, debiéndose ellos crear estrategias para adaptarse a la situación del niño. Se señala que muchas de las situaciones de disfunción familiar se producen porque, a veces, uno de los dos padres debe trasladarse a los centros más especializados con el paciente enfermo y la familia se separa, prestando más atención al niño enfermo con el menoscabo para los otros integrantes de la familia. La respuesta de los padres frente al diagnóstico de una enfermedad crónica del niño depende de la vulnerabilidad de la familia frente a esta noticia, de la resilencia familiar, de su nivel socio económico para enfrentar este trance.

Debemos recordar que existen diferentes fases en la enfermedad y cómo estás repercuten en la familia. En una fase inicial de crisis esta se inicia previo a la confirmación del diagnóstico, etapa de incertidumbre al no tener claro qué pasa con su niño; se trastoca el sistema rutinario de vida ya que hay que dedicar tiempo a visitas de diferentes centros para tomar exámenes, esperar resultados, agregar otros. En una segunda fase crónica, intermedia entre diagnóstico y fase terminal, se debe compatibilizar el significado de la enfermedad con el significado de las necesidades de la familia. En una tercera y última fase, llamada terminal, está teñida por una sensación de pérdida; se acerca el enfrentamiento a la muerte y es preciso trabajar la etapa de duelo.

Capítulo 4:
Impacto de la hospitalización en el niño

La hospitalización en sí ya es un proceso traumático para el niño; siente temor porque se cree abandonado por sus padres, más aún, si por su condición de aislamiento o por normas de visita, no los puede ver regularmente. La hospitalización la siente como un castigo, principalmente cuando se le ha amenazado con ella, frente a alguna conducta negativa. En el hospital siente permanentemente que se le está agrediendo. Se le despoja de su ropa, se le ubica con niños que él no conoce; cambian sus rutinas, en cuanto a su alimentación, sueños, juegos. Se le realizan procedimientos dolorosos: inyecciones, curaciones y otros; es atendido en su intimidad por personas que no conoce y es separado de sus padres.

Las rutinas del hospital hacen que el niño pierda su identidad; al ingresar, se le asigna un número y un diagnóstico y se le hacen una serie de preguntas que le atemorizan. Los niños mientras más pequeños sean, no tienen concepto del tiempo y la separación de su madre, cada vez la siente más larga y los momentos que permanece junto a ella, cada vez más cortos. Ingresa a un ambiente desconocido, se le practican una serie de exámenes que muchas veces nadie le explica para qué se los hacen y no se le integra a los otros niños ni se les presenta al personal que les atenderá. En reiteradas ocasiones se le miente, diciéndole que lo que se le hará no le dolerá y que pronto se irá a su casa. Los niños necesitan la verdad, que se les trate con cariño, que se les acepte y que se les dé seguridad y autonomía.

El impacto de la hospitalización depende de varios factores, entre otros, de la madurez social y emocional, el concepto previo de enfermedad que tenga y de las creencias que exista en relación al hospital. Influye en las consecuencias, la edad del niño, la duración de la hospitalización, la preparación previa, la calidad de la relación madre-hijo, las experiencias previas intrahospitalarias y las condiciones de salud durante esa experiencia.

Mientras más pequeño sea el niño, mayor es el impacto negativo. A mayor tiempo de hospitalización, mayores los efectos psicológicos que presenta, aunque en un número reducido y por la situación negativa que les toca vivir en su hogar, algunos se deprimen cuando se les va a dar de alta. En niños pequeños que sufren hospitalizaciones prolongadas, se describen conductas de autoagresión como es el dejar de comer y golpearse en sus cunas o de autogratificación como la manipulación genital y el balanceo del cuerpo y la cabeza.

Si la relación madre-hijo es buena, mayores trastornos va a producir la separación; si la preparación ha sido posible, los efectos o trastornos producidos disminuyen. Cuando las experiencias vividas dentro del hospital tienen relación con agresiones como tratamientos traumáticos, un trato inadecuado, la planta física no es adecuada e impide la privacidad, la reacción del niño frente a la hospitalización será negativa. El niño puede recuperarse, si el cuidado es el apropiado para satisfacer sus necesidades afectivas, sociales e intelectuales.

En el niño escolar, a pesar que impresionan fuertes y seguros de sí mismos, se esconde el temor a lo desconocido; desea conocer su enfermedad y sus progresos, por lo tanto, son muy importantes las respuestas que se le dan; no es adecuado hablar o discutir en su presencia o de otros niños hospitalizados, ni usar términos para él desconocidos. El adolescente tiene una gran preocupación por su integridad física y la hospitalización para él es una gran amenaza; el afianzamiento al sentimiento de auto identificación e independencia lo hace hipersensible a las rutinas del hospital; a esta edad el necesita intimidad y autoexpresión que generalmente no puede satisfacer en el hospital. Por tanto, es de vital importancia la atención por parte de un personal especial que lo atienda proporcionándole apoyo y confianza.

Los equipos de salud pediátricos, deben contar entre sus integrantes, con psicólogos y psiquiatras que asistan a los niños durante su hospitalización, de tal manera de prevenir y tratar las implicancias psicológicas que tiene en el niño. Además, deberán asesorar y tratar al equipo de salud para estar en condiciones óptimas para proporcionar una atención integral que considere la prevención de posibles problemas derivados de la hospitalización.

Capítulo 5:

Historia del dolor

El Dr. Diego Gracia en su capítulo *"Historia del Dolor"* señala que "el dolor es absolutamente universal y profundamente humano", es "una situación límite, una experiencia privilegiada en que el hombre toca el fondo de su experiencia y se abre al horizonte de la trascendencia". Enfoca el dolor desde el punto de vista de tres actitudes históricas en el desarrollo de la cultura occidental, considerándolo como negativo, desde la perspectiva de una "des-gracia", un "des-orden" y una "des-dicha".

Para la cultura primitiva, el dolor como "des-gracia" está asociado al pecado. El libro Génesis señala "el hombre peca y en castigo empieza a sufrir el dolor, la enfermedad, la muerte". Según Ricoeur (1969), autor citado por Diego Gracia en su artículo, habrían dos situaciones en la vida del hombre, "el estado de gracia y el estado de des-gracia"; el primero se caracteriza por "la belleza, la salud, la inmortalidad, la prosperidad material" y la segunda por "el dolor, la enfermedad, la muerte, la pobreza". Para los pueblos primitivos, los males físicos, el dolor, el hambre, la enfermedad y la muerte se consideran como "desgracias" y el dolor según Pedro Laín Entralgo, se debería a una falta moral, a un pecado.

La cultura antigua, define el dolor como "des-orden" como antinatural. La medicina hipocrática interpretó la salud y la enfermedad como "naturaleza", es "orden", y la enfermedad y el dolor es "desorden anti-natural". Lo natural o equilibrado no provoca dolor y se produciría por desproporción, por desorden, es decir, por desnaturalización.

Hipócrates señala que el cuerpo contiene elementos como la sangre, la bilis que causan las enfermedades y la salud y ésta, dada por el equilibrio de ellos; el dolor se produciría por el exceso o desproporción. El dolor por tanto no puede ser natural ni positivo, es siempre negativo y combatirlo tendría un carácter casi religioso, con profundas raíces teológicas. Los griegos definieron a Dios como la "plenitud del orden" de la "salud", no padece dolor porque es perfecto.

El cristianismo produjo un cambio en este planteamiento y Jesús no es un Dios "apático sino patético" que sufrió pasión y muerte. La cultura moderna plantea el dolor como "des-dicha" y es "natural" como la dicha y el desorden es antinatural. La enfermedad y la salud empiezan a considerarse naturales y el dolor sería también "natural" y no puede considerarse como des-orden. Se plantea el dolor como una desdicha ya que "compromete el bienestar y la felicidad del hombre sobre la tierra" y se considera como un "valor" clasificado de diferentes modos. La dicha se puede ver como goce de la vida, con una actitud "inmanente" y la desdicha más profunda que "replantea el sentido de la propia vida", es decir, una actitud "trascendente". Este enfoque hace plantear el dolor de formas diferentes y opuestas entre sí; lo trascendente hace ver el dolor como un "constitutivo formal de la naturaleza humana".

Diego Gracia señala que "el hombre tiene que aprender a contar con el dolor; el hombre sin dolor no es hombre". Por el contrario, quienes absolutizan el concepto de dicha, sacan una consecuencia opuesta: el dolor es lo único que enturbia nuestra dicha, razón por la cual hay que "luchar sin cuartel contra él". El dolor sería un "elemento constitutivo de la vida, sin el cual es imposible tener plena conciencia de lo que significa ser hombre". La nueva actitud ética frente al dolor debe estar basada en la autonomía y el derecho, el respeto hacia el paciente que lo sufre, porque sólo el que lo sufre puede "decidir sobre su propio dolor" (Lavados M. & Serani M., 1993). La Asociación Internacional para el Estudio del Dolor (IASP) ha definido el dolor como "una experiencia sensorial y emocional desagradable, asociada a un daño tisular existente o potencial o descrita en términos de ese daño".

Paeile en su libro "*El Dolor. Aspectos Básicos y Clínicos*" (Paeile & Bilbeny, 1997), plantea que lo que más llama la atención del paciente es la intensidad del dolor y que no se relaciona directamente con la magnitud del daño. El dolor afecta el sueño de las personas hasta causar insomnio. En relación a la duración del dolor crónico, el autor señala que es aquel que perdura más de "tres meses, o que por las características de su origen sobrepasa el tiempo que habitualmente podría definir un dolor agudo semejante". Existe poco o nulo compromiso neurovegetativo, pero gran compromiso psicológico y trastornos de la conducta que pueden llegar a estados depresivos severos.

El dolor es una experiencia sensorial, emocional, personal, subjetiva. La percepción está influida por factores sensoriales, psicológicos y socioculturales que interactúan permitiendo una experiencia particular. El dolor en sí, produce sufrimiento, representado por ansiedad, depresión, miedo y una conducta dolorosa particular especialmente evidente en el dolor crónico y que debe ser tratada teniendo en consideración factores fisiológicos, psicológicos y sociales, por un equipo multidisciplinario que considere al paciente que padece dolor crónico desde una perspectiva holística. Dentro de los factores psicosociales hay que considerar las experiencias dolorosas anteriores que marcan y predisponen al niño: su personalidad, la de sus padres, las relaciones interpersonales, la ansiedad, la depresión y la rabia; todas estas situaciones influyen en la forma de percepción y de expresión de dolor.

Las diferencias étnicas y religiosas son variables socioculturales que también influyen en la expresión y el significado cultural del dolor. En algunas culturas la capacidad de tolerancia al dolor es un rito de paso a la adultez, como sucede con ciertas tribus indígenas norteamericanas, o se asocia con ceremonias religiosas del Tibet o de Filipinas (Paeile & Bilbeny, 1997). Las investigaciones al respecto han determinado que existirían valores etnoculturales que determinarían las actitudes hacia la sensación dolorosa, influyendo en la respuesta de cada individuo.

La depresión y el dolor crónico como antecedente familiar, es más frecuente en los pacientes que presentan dolor crónico; también influyen las hospitalizaciones entre los 6 y 16 años, maltrato infantil, abuso sexual, abandono paterno o materno. La expresión de dolor, significaría de algún modo, obtener ganancias. Los pacientes con dolor crónico no tienen un rasgo de personalidad característico y no habría en ellos una prevalencia mayor de trastornos de la personalidad que en aquellos que no presentan dolor crónico. Pero sí se destaca, que personas que reaccionan al *stress* con ansiedad, depresión, irritabilidad, ira o paranoica y trastornos de la personalidad, tendrían una adhesión y respuesta diferente al tratamiento del dolor crónico. Hay muchos pacientes con dolor crónico que tienen dificultad para expresar emociones negativas, escasa capacidad para fantasear en la vida y un modo de pensamiento típicamente utilitario (Paeile & Bilbeny, 1997); estas características se llaman alexitimia y los conflictos emocionales se expresarían en la somatización del dolor. Habitualmente se rotula a los pacientes con dolor crónico "histéricos, hipocondríacos, depresivos o mentalmente enfermos", más aún, si no hay causa orgánica (Paeile & Bilbeny, 1997); éstos presentan con más frecuencia síntomas depresivos, hipocondría o histeria. Muchas veces el dolor físico permanente y, más aún, si limita la autonomía y la actividad normal, se expresa en mal humor, pena, frustraciones, difícilmente entendidas por aquel que no lo ha padecido; el entorno familiar es el receptor permanente de las expresiones de dolor y sus consecuencias. Existen factores ambientales y conductuales que perpetúan una determinada expresión desadaptativa como la atención de la familia, gratificaciones económicas o evitan un trabajo poco atractivo. El dolor crónico afecta hábitos diarios, generando desorganización social y laboral.

Capítulo 6:

Dolor en el niño

Aún se piensa que el recién nacido y el lactante no sienten dolor y con frecuencia se realizan algunos procedimientos sin analgesia como punciones lumbares, mielogramas, balneoterapias, drenajes de abscesos, etc. Los receptores sensoriales cutáneos aparecen "en el área perioral del feto a las siete semanas de gestación, en las palmas de las manos y plantas de los pies a las once semanas y en el resto del cuerpo a las veinte semanas" (Paeile & Bilbeny, 1997). La sinapsis entre fibras sensoriales e interneuronas se produce a las seis semanas; el desarrollo de la neocorteza fetal empieza a las ocho semanas. La falta de mielinización se dice que sería falta de maduración del sistema nervioso del neonato, que daría la incapacidad de sentir dolor en el recién nacido y prematuro; ésta se completa durante el segundo y tercer trimestre de gestación; la mielinización del tracto nervioso nociceptivo y la de la vía central del dolor, se produce antes del nacimiento. La mielinización completa del sistema nervioso central termina alrededor del año y medio de edad. Este proceso determina que el ser humano tiene percepción del dolor desde las treinta semanas de gestación.

Como reacciones fisiológicas asociadas al dolor, se producen cambios cardiorespiratorios y cambios metabólicos hormonales. Entre los primeros se encuentran cambios en la frecuencia cardíaca, la presión arterial y la saturación de oxígeno; estas reacciones fundamentan la necesidad de analgesia en procedimientos dolorosos. Entre los cambios metabólico-hormonales está el aumento de los niveles de adrenalina, glucagón, cortisol, noradrenalina, corticoesterona, delta-11-deoxicortisol, hormona del crecimiento y aldosterona y disminución de los niveles de insulina. La edad, el nivel sociocultural y la memoria frente a un procedimiento doloroso, influye en la percepción de éste. También incide la conducta de los padres, de los pares, el colegio y las experiencias del niño con el ambiente hospitalario.

Edad	Comprensión	Miedos
0 a 3 meses	No existe aparente comprensión del dolor, memoria probable.	Ansiedad con extraños.
3 a 6 meses	Clara respuesta al dolor acompañada de rabia frente a estímulo.	Ansiedad con extraños.
6 a 18 meses	Miedo a situaciones dolorosas, cierto grado de localización del dolor y expresió verbal.	Ansiedad con extraños, con separaciones y ante el dolor.
18 meses a 6 años	Pensamiento prelógico caracterizado por egocentrismo.	Temor a la separación de los padres, al dolor, a la desfiguración.
7 a 10 años	Pensamiento operacional concreto, caracterizado por capacidad de desarrollar estrategias de adaptación y ser capaz de individualizarse en el medio ambiente.	Temor a la desfiguración, la pérdida de la función, a la muerte.
Más de 11 años	Pensamiento lógico formal, caracterizado por abstracción e introspección. Aumento de la capacidad de adaptación cognoscitiva.	Temor a la pérdida de su autonomía, a la pérdida de la aceptación de sus pares y a la muerte.

Tabla 1: Desarrollo cognitivo y comprensión del dolor.

Capítulo 7:
El dolor crónico

Es necesario hacer una distinción entre dolor agudo y dolor crónico. Se define dolor agudo a "aquel que comprende el lapso estimado para que los tejidos sanen" (Paeile & Bilbeny, 1997). John Bonica señala que esto se produce generalmente en el plazo de un mes y el IASP dice que el tiempo es de tres meses; existen autores que lo extienden hasta los seis meses. Se define dolor crónico a "cualquier situación dolorosa que no responde a las medidas convencionales del tratamiento y que dura seis o más meses" (Orden Hospitalaria San Juan de Dios, 1991). Este dolor tiene poco o nulo componente neurovegetativo, acompañado de un gran compromiso psicológico, que puede llegar a la depresión severa. Existen diferentes tipos de dolor dependiendo de cada patología; en este estudio sólo se analizará el dolor crónico en los niños traumatológicos, oncológicos y quemados. El dolor crónico significa para la medicina un complejo problema que debe ser abordado desde un enfoque multidisciplinario. Su mitigación total, constituye una vieja aspiración aún sin solución. Se divide en dos tipos: benigno y maligno; en el benigno, los síntomas tienen relación con un problema orgánico no progresivo y no amenaza la vida; el maligno está asociado a enfermedades potencialmente terminales. Muchas veces en torno al dolor se organiza la vida familiar y el enfermo adopta el "papel de inválido estable y la mujer y los hijos adoptan papeles como enfermeros y cuidadores" (Orden Hospitalaria San Juan de Dios, 1991). Las complicaciones de los pacientes con dolor crónico se pueden eliminar con un diagnóstico precoz acertado y una terapia eficaz; es necesario determinar la causa del dolor, localización, intensidad, duración, qué enfermedad lo produce, la edad del paciente, de qué terapia se dispone, las complicaciones y los efectos derivados de ese tratamiento.

Las causas del dolor crónico se producen por variados y complejos mecanismos, entre ellos: alteraciones crónicas músculo-esqueléticas, viscerales o neurológicas, como artritis, neoplásicas, úlceras pépticas, enfermedades coronarias y otras. Constituyen también respuestas reflejas persistentes por traumas o enfermedad dada por hiperactividad simpática, vasoconstricción, isquemia local y acumulación de metabolitos. También el *stress* emocional activa los mecanismos psicofisiológicos que producen espasmo muscular, vasoconstricción y alteraciones viscerales que provocan isquemia local (Orden Hospitalaria San Juan de Dios, 1991).

Capítulo 8:
Cultura del dolor

David Morris plantea que "el dolor lleva una existencia habitualmente secreta, silenciosa, que no deja informes ni testimonios elocuentes" (Paeile & Bilbeny, 1997); el dolor persistiría mientras se percibe, al anular o cambiar la mente, el dolor se detendría o cambiaría; como no sería intemporal sino cambiante, mediante nuestra actuación podríamos cambiar "nuestro futuro o influirlo".

El "*Mito de los Dolores*" plantea que existirían dos tipos de dolores, uno del cuerpo y el otro de la mente y que serían inseparables, por lo demás cuestionable. La lengua francesa no separa el dolor físico del mental y algunas lenguas asiáticas definen el dolor como un solo sustantivo con distintos adjetivos modificativos. Aristóteles considera el dolor como una emoción y Descartes como una sensación. Los estudiosos del tema han buscado una relación entre dolor y una explicación. Se sabe que a veces lo causan ciertos estados psicológicos y emocionales como la culpa, el miedo, la ira, la pena y la depresión (Morris, 1991).

Al dolor, especialmente el crónico, lo rodea un misterio, "no existe un entendimiento médico del dolor" (Morris, 1991) como existe referente a la tuberculosis. El dolor dice Morris, "desafía a la ciencia biomédica y la enfrenta a un enigma"; el médico se plantea el dolor como un desafío y el paciente como un misterio. Cuando nos abocamos a preguntarnos el significado del dolor, ineludiblemente nos preguntamos: ¿Por qué a mí? ¿Qué he hecho para merecer esto? La persona que tiene dolor entra en crisis ya que irrumpe en un estado de salud normal. El significado religioso que se atribuye al dolor, tiene relación con el castigo divino y acto de penitencia, uniendo el dolor corporal con los sufrimientos de Cristo en la Cruz, plantea Blas Pascal, (Morris, 1991). Para los cristianos medievales, el dolor era signo de contacto con la divinidad. Zborowski descubrió que las respuestas al dolor tienen relación a determinados estereotipos étnicos o racistas (Morris, 1991). Señala que "la fisiología del dolor adquiere atributos culturales y sociales y su análisis debe hacerse en el complejo laberinto de la sociedad".

El dolor crónico es un problema de salud habitual, que interfiere en todos los aspectos de la vida, casi invisible e insidioso porque trabaja en silencio, pero no mata, no deja dormir ni deja de doler. Aristóteles escribió que "el dolor trastorna y destruye la naturaleza de la persona que lo siente". Morris en su libro, *"La Cultura del Dolor"* (Morris, 1991) plantea la relación entre la comedia y el dolor; a veces éste es el villano, pero también lo aminora; el mundo cómico de la comedia, supera el dolor. El uso del cuerpo como fuente de risa en la comedia sería "un potente elemento compensador de nuestro dolor".

El autor plantea que hombres y mujeres enfrentan la enfermedad desde una perspectiva cultural diferente y se podría entonces hablar de un dolor masculino y un dolor femenino. El masculino sería más abierto, el femenino más elusivo y difícil de ver y tendría un lazo invisible con la histeria; la enfermedad sería imaginaria y los dolores se fingirían deliberadamente. El dolor tendría una fuerte relación entre cuerpo y mente y la presencia de dolor en una extremidad fantasma como la amputada, sería la fundamentación de esta teoría.

Desde una visión de la cultura de los hombres, el dolor para ellos tiene una relación con el coraje y el machismo y deben mostrarse duros, capaces de soportar el dolor y también de provocarlo, especialmente a las mujeres. Se plantea en este libro que los pacientes usan el dolor crónico como "ganancia secundaria" y que complicaría el tratamiento eficaz, ya que el sufrimiento ofrece recompensas para "manipular a los demás". El dolor es "el síntoma que se simula con mayor frecuencia".

El enfrentamiento con una enfermedad significa una crisis para el paciente y su familia; es un desajuste que sacude el sistema familiar, desadapta, produciendo sentimientos encontrados, conflictos emocionales. La enfermedad causa en el entorno familiar un gran impacto en la esfera sociocultural, espiritual y emocional del paciente (Arriagada & Schürmann, 1997). Las conductas de dolor son un conjunto de comportamientos socialmente significativos e interpretados como indicador o señal de lo que le sucede al que los emite; en este caso, el dolor. Dentro de las conductas de dolor están las verbales o quejas, el consumo de medicamentos, los cambios o las pausas en la actividad, el reposo, ciertos movimientos como los protectivos o rígidos y ciertas expresiones faciales o vocalizaciones. La personalidad influye en las conductas de dolor.

Se distinguen dos tipos de dolor crónico: el benigno y el maligno en relación a la gravedad y al pronóstico de la enfermedad. El prototipo del dolor crónico maligno es el dolor neoplásico. La mayoría de los cuadros crónicos modifican radical y permanentemente los estilos de vida y las perspectivas en sentido positivo son escasas y basadas más en la esperanza que en la evidencia. Relaciones interpersonales complejas entre el paciente y los profesionales provocan el dolor psicogénico; el dolor crónico se considera frecuentemente inexplicable: "no tiene nada"; "no es real", "está en su cabeza". Perturbaciones psicológicas propias de los pacientes con dolor crónico son la exageración y el resentimiento y se define como conducta de dolor al "conjunto de comportamientos diversos que tienen como elemento común ser significativos de dolor y ser interpretados como tales por los miembros del entorno del paciente" (Penzo, 1989).

Capítulo 9:

Evaluación del dolor

Cuando realizamos una medición del dolor debemos tener en cuenta el método que apliquemos, la confiabilidad, la validez y la sensibilidad del instrumento. Existen diferentes escalas de medición y la más utilizadas en los niños es la escala fotográfica que, a través de la expresión de seis caritas que van de la risa al llanto, se puede individualizar el dolor (Figura 1).

En los más pequeños es más difícil evaluarlo, ya que falta desarrollo de la expresión verbal y existen cambios como producto de las distintas etapas del crecimiento y desarrollo. Más o menos a los cuatro años, el niño inicia la expresión de dolor a través del lenguaje.

La escala visual analógica podría utilizarse a partir de los cinco años (Figura 2); después de los doce años es útil el cuestionario de McGill, que evalúa los aspectos cuantitativos como cualitativos del dolor tales como la localización, las propiedades temporales, la cualidad y la intensidad. La localización se puede ubicar solicitando al niño la ubicación del dolor en una figura del cuerpo humano; para evaluar la cualidad del dolor se le pide al adolescente que escoja entre una lista de tipos de dolor las características que a él lo representan; la intensidad se puede medir a través de una escala analógica del dolor.

Graduación	Evaluación
0	Sin dolor
2	Duele un poco
4	Duele un poco más
6	Duele aún más
8	Duele mucho
10	El peor dolor

Escala de caras Wong-Baker: elija la cara que mejor describe la manera como se siente.

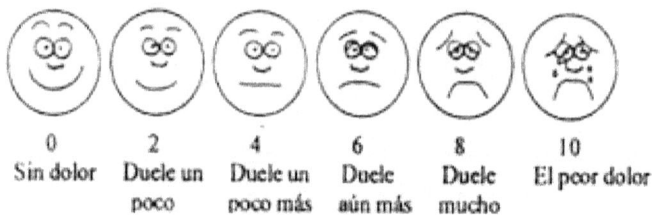

0	2	4	6	8	10
Sin dolor	Duele un poco	Duele un poco más	Duele aún más	Duele mucho	El peor dolor

Figura N° 1: Escala de Evaluación del Dolor en Niños de Wong – Baker o Escala de expresión facial (escala de las caritas).

Esta escala se usa en niños menores que no entienden las palabras o el significado de los números.

ESCALA VISUAL ANALÓGICA (EVA) PARA LA MEDICIÓN DEL DOLOR

Marca con una cruz en la escala la intensidad de tu dolor

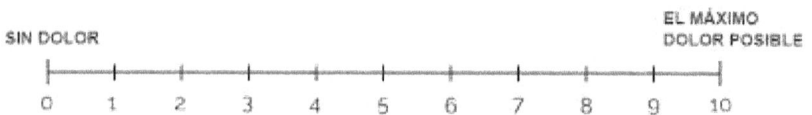

Figura N° 2: Escala Visual Analógica (EVA)

En niños mayores de 5 años se podría usar la escala EVA, que es la escala visual analógica, donde 0 es nada de dolor y 10 el peor dolor imaginable.

Existe otra escala, denominada Escala FLACC, del dolor para padres o cuidadores de acuerdo al comportamiento observado en el niño (Tabla N° 2).

Categorías	0	1	2
Cara	Ninguna expresión particular, sin sonrisa, sin interés.	Mueca ocasional frunce el ceño. Reservado.	Frunce el ceño con o de manera constante, mandíbula apretada, barbilla temblorosa.
Piernas	Posición normal relajada.	Intranquilas, inquietas, tensas.	Da patadas, baja y sube las piernas.
Actividad	Acostado tranquilo, en una posición normal, se mueve fácilmente.	Se retuerce, cambia de postura, tenso.	Se arquea, está rígido o se sacude.
Llanto	No llora ni cuando está despierto, ni cuando está dormido.	Gime o lloriquea se queja de vez en cuando.	Llanto constante, chillidos o sollozos, quejas frecuentes.
Capacidad para sentir alivio o consuelo	Contento, relajado.	Se tranquiliza al tocarlo, arrullarlo o al hablarle. Se le puede distraer.	Dificultad para consolarle o reconfortarle.

Tabla N° 2: Escala FLACC

Capítulo 10:
Aspectos semiológicos y dolor

El dolor puede presentarse como síntoma principal o como acompañante de otro; este último es el más frecuente en la clínica. Es importante para su manejo diagnóstico y terapéutico, saber cómo es el dolor, qué intensidad tiene, dónde se ubica, cuándo y por qué duele y si se acompaña de otros síntomas (Berlinguer, 1996). En relación a la cualidad del dolor, se sabe que tiene un carácter subjetivo; depende de dos factores: el órgano de donde procede la estimulación causal y el tipo de ésta. Se describe un dolor epicrítico, sensorialmente más fino y uno protopático, sordo, más grosero. Puede ser pungitivo como pinchazo; lancinante como lanzada profunda; constrictiva u opresiva; gravativa, pesada, implacable; terebrante, que corroe; urente, como quemadura; fulgurante como descarga eléctrica; pulsátil y tipo cólico.

Respecto a la cantidad de dolor es difícil su mesura ya que va en relación a la subjetividad; depende de la causa, del órgano que afecta, del hábito doloroso del paciente y del umbral; modifican la sensación de dolor, el umbral basal, la edad, algunas enfermedades como la arteriosclerosis, diabetes, *shock*, que disminuirían la sensación dolorosa y las medidas analgésicas que afectan la percepción. Modifican la reacción de dolor, una lobectomía prefrontal, la atención sobre el dolor, el miedo, el nivel cultural o educacional del paciente y las terapias psicológicas como la sugestión, yoga y placebos. La localización del dolor es una "apreciación subjetiva y objetiva" (Orden Hospitalaria San Juan de Dios,

1991); el dolor local se produce donde existe la estimulación causal, es superficial; el dolor profundo se expresa en forma local, en la zona anatómica y a distancia, es decir, su localización ocurre lejos del sitio donde se produce. El dolor irradiado se trasmite por irritación del tronco nervioso a la zona de inervación, también se le llama neurálgico. El dolor referido es aquel que se percibe en la zona distinta de la estimulación causal, es espontáneo, sordo y difuso.

Referente al tiempo del dolor es preciso considerar si el inicio es impreciso, lento o brusco; si la duración es aguda o crónica; si el curso es progresivo o regresivo, paroxístico, continuo o discontinuo; si la ritmicidad es diaria o anual y si la terminación es como crisis o como lisis, es decir, lenta o paulatina.

Capítulo 11:
Aspectos psicosociales del dolor

El Dr. Fernando Lolas, en su artículo *"Aspectos Psicosociales del Estudio del Dolor"* plantea que el dolor se describe desde una perspectiva personal y no del objeto que lo produce, mostrándose como una cualidad subjetiva. Existen diferentes escuelas de pensamiento sobre el dolor. La postura somatotécnica le da el carácter de síntoma o de enfermedad y que debe concurrir a los servicios de salud para calmarlo o modificar la causa. La postura dualista, integra los aspectos psicológicos y del cuerpo y agrega un "explícito reconocimiento de los dolores *sine materia* como merecedores de atención, es un fenómeno, psicobiológico" (Lolas, 1996). La postura conductista hace sobresalir los aspectos aprendidos o reforzados de las respuestas al dolor con la modificación de la conducta. La postura fenomenológica define el dolor como un modo de ser y de lo que significa "hacia adelante" en la vida del doliente. La postura cognitivista o consciente señala que "es un contenido de conciencia por forma o contenido y por tanto se puede intervenir en cada individuo". En la personalidad de la persona que sufre dolor, se puede encontrar el aumento-reducción, la represión, la sensibilización, el neuroticismo, la afectividad negativa, la extroversión, el psicotismo; algunos magnifican y otros reducen la sensación de dolor (Lolas, 1996).

Desde un punto de vista psicosocial será importante entender el dolor como una experiencia emocional muchas veces marcadora y en especial cuando éste afecta a un niño, para comprender actitudes en el comportamiento y determinar algunos factores socioculturales que influyen en este comportamiento humano. Será también necesario para montar una red de apoyo conocer los valores y las creencias del niño y su entorno familiar ya que son determinantes muchas veces de un determinado comportamiento y de las estrategias que se utilicen para aminorar el dolor.

Capítulo 12:
Aspectos filosóficos del dolor

La perspectiva de vida del niño que padece dolor crónico no es nada de alentadora. Amenaza la integridad biológica y psicológica, restringe la actividad física, lo hace dependiente de la persona que lo asiste, de los medicamentos u otras terapias, de un horario, de un presupuesto disponible específico y que influye en el dinero destinado para otros gastos. Se produce en el que lo padece, tristeza, aislamiento de los amigos, limitaciones, impotencia y una serie de sentimientos encontrados. Trasforma las relaciones familiares (Jennings, Callahan, & Caplan, 1988). En Grecia hubo diferentes tendencias filosóficas en relación a la agonía y la muerte que está muy ligada al dolor y el sufrimiento (Rivera Mejía, 1995). Los pitagóricos estaban a favor de la santidad de la vida, porque había sido dada por los dioses y sólo ellos podían quitarla; rechazaban por tanto la eutanasia y el suicidio asistido. Para Platón y Sócrates "el valor de la vida no era mayor que el valor de la muerte, puesto que la vida y la muerte eran simplemente las caras de una idéntica moneda" (Rivera Mejía, 1995). En la Edad Media, la creencia en la santidad de la vida considera pecado mortal la eutanasia y el suicidio inducido, pero, sin embargo, los médicos de esa época rechazaron la atención de los moribundos, por el temor a perder prestigio y porque la sociedad creía en la salvación del alma y no importaba la vida del cuerpo terrenal. Al médico medioevo no se le exigió que aliviara el dolor del moribundo, porque el dolor, en la "concepción judeo-cristiana, es un medio para obtener el perdón de los pecados y hacer méritos a los ojos de Dios" (Rivera Mejía, 1995).

La Reforma protestante, la no credibilidad en la autoridad eclesiástica católica, la pandemia de peste bubónica, entre otros, produjeron cambios en el renacimiento y los médicos nuevamente fueron considerados para aliviar a los enfermos y aumentar el promedio de vida. Algunos intelectuales pensaron que, si no podían aliviar el sufrimiento de enfermedades dolorosas, debían acortar la vida de los moribundos. En el siglo VII, el filósofo Francis Bacon fue el primero en pensar que la medicina, debía intentar prolongar la vida, pero acortarla en aquellos que era imposible aliviar dolores y sufrimiento y fue el que tempranamente utilizó el término "eutanasia" al referirse a una "buena muerte". En el siglo XVII, el médico tenía un papel secundario en el cuidado de los moribundos y los enfermos desahuciados eran atendidos por los eclesiásticos; esta situación se revierte a partir del siglo XVIII y la característica del siglo XX es la medicalización en la agonía y la muerte.

Capítulo 13:
Aspectos teológico-místicos del dolor

Se realizó una revisión y análisis de los aspectos teológico-místicos del dolor y el sufrimiento, desde la perspectiva de la iglesia católica, por considerar que esta religión, es la que profesa un porcentaje importante de la población de Chile. Esto no significa que no se pueda estudiar también, el significado que otras religiones le dan al dolor y al sufrimiento en el ser humano.

Desde este punto de vista el sufrimiento tiene una virtud benéfica personal en unión al amor que se tenga a Jesús. El cristiano desea encontrar un sentido cristiano al dolor y trata de asumirlo como venido de Dios incorporando el sacrificio a la vida (Flores, 2018). Se entiende por sufrimiento, desde una perspectiva cristiana, como "la carencia, que la persona debe sufrir en algún ámbito o dimensión de su existencia. Es algo que le sobreviene más allá de su poder: una enfermedad, la pérdida de sus bienes, la muerte" (Flores, 2018). La Enciclopedia Universal Sopena define sufrimiento como "padecimiento, pena, dolor, paciencia, tolerancia, resignación". El sufrimiento plantea entonces asumirlo o rebelarse contra él; Dios propone el desafío de integrar el dolor a nuestra vida. El dolor es parte del misterio mismo del hombre; si se le quiere relacionar con Dios, debe partirse por la muerte de Cristo y el amor de Dios a este mundo (Gracia, 1989). "Cada hombre, todo hombre - sagaz o minusválido, poderoso o débil, rico o pobre- posee una dignidad infinita que le hace ser sujeto de derechos inalienables" (Marcuello, 1987). El servicio al hombre para mejorar la salud, aliviar el dolor, acompañarlo en sus últimos días, le da grandeza moral a quien lo asiste.

El sufrimiento marca en el hombre un momento importante, ya que distingue "lo verdaderamente importante de lo que no lo es". Cristo, después de haber experimentado su propio dolor y sufrimiento invita a los hombres a unirse a él y darle al dolor grandeza redentoria, sentido de salvación. El cristiano sabe por su fe que su dolor sirve como el de Cristo para la salvación de hermanos y hermanas. Por lo tanto, no sólo es útil a los demás, sino que realiza incluso "un servicio insustituible" (Marcuello, 1987). Bernhard Häring, en su libro "Cristiano en un mundo nuevo" (Häring, 1968), plantea que el dolor debe animar el alma e iluminar el pecado que habría que devolver a través del dolor y del sufrimiento. Señala que la "contrición es un dolor del alma y una detestación de los pecados cometidos; la fuerza y el valor religioso del propósito radica en el dolor de la contrición" (Häring, 1968).

El dolor y el sufrimiento, inevitablemente están en la vida del hombre y constituyen elementos de crecimiento y perfección; la cultura actual los considera como "maldición" surgida de una mentalidad materialista, individualista y utilitarista. El dolor y el sufrimiento permiten que el hombre crezca, reflexionando sobre "el valor de su existencia y su trascendencia para dirigirla a su perfección; son un gimnasio de virtudes humanas y sobrenaturales" (Manzano, 1995). El sufrimiento del enfermo y su familia es perfección, unidad y servicio.

En relación a la significación del dolor, Manul Guerra, en el libro *"Cristiano en un Mundo Nuevo"* de Benhard Häring plantea que es "regulador y rectificador de nuestro comportamiento, al recordarnos con su presencia, de nuestra temporalidad, de nuestra debilidad y miseria, nos enseña o educa, nos forma y perfecciona" (Häring, 1968).

Su Santidad Juan Pablo II, escribió una carta Apostólica donde señala el verdadero sentido cristiano del sufrimiento humano; en ella describe que el sufrimiento pertenece a la trascendencia del hombre y frente a él debe superarse, entrando "en el camino de la Iglesia cuando en su vida entra al sufrimiento. El sufrimiento humano suscita compasión, respeto y a su manera aterroriza" (S. S. Juan Pablo, 1984). El sufrimiento es más amplio que la simple enfermedad, más complejo y más profundo. Señala la distinción entre sufrimiento y dolor; en el sufrimiento físico duele el cuerpo y en el sufrimiento moral, duele el alma; es un dolor espiritual o sólo la disminución psíquica del dolor.

Describe como sufrimiento moral, el peligro de muerte, la muerte de los hijos especialmente del primogénito y único, la infertilidad, la persecución entre otros. Acopla el sufrimiento moral, los dolores de las diferentes partes del cuerpo, planteando así que el sufrimiento moral tendría un componente físico o somático. El sufrimiento podría ligarse al mal; el hombre sufre a causa del mal; los hombres sufrientes se asemejan por la necesidad de comprensión y atención invitando a la comunión, a la solidaridad. El sufrimiento se haría denso colectivo en caso de desastres naturales, epidemias o flagelos sociales. El hombre se pregunta por qué sufre y lo hace más humano si no encuentra respuesta a su sufrimiento. "Si es verdad que el sufrimiento tiene un sentido como castigo cuando está unido a la culpa; pero es verdad, por el contrario, que todo sufrimiento sea consecuencia de la culpa y tenga carácter de castigo" (S. S. Juan Pablo, 1984).

El sufrimiento debe servir para la conversión, es decir, para la reconstrucción del bien en el sujeto, que puede reconocer la misericordia divina en esta llamada a la penitencia. La respuesta al porqué del sufrimiento estaría dada en el amor como "fuente definitiva" de todo lo que existe. En el marco de la justicia, también se le busca un significado al sufrimiento. "Cristo vivió siempre cerca del sufrimiento, curando enfermos, consolando afligidos, alimentando enfermos, sanando leprosos, sordera o ceguera; era sensible a todo sufrimiento humano, tanto al del cuerpo como al del alma". Su sufrimiento tiene dimensiones humanas, tiene también una profundidad e intensidad de sufrimiento (S. S. Juan Pablo, 1984).

La participación en los sufrimientos de Cristo es sufrimiento por el reino de Dios y los que participan se hacen dignos de ese reino; es también manifestación de "la grandeza moral del hombre, su madurez espiritual". El sufrimiento es una dura prueba a la que somete a la humanidad. "Cristo mediante su propio sufrimiento salvífico, se encuentra muy dentro de todo sufrimiento humano, y puede actuar desde el interior del mismo con el poder de su Espíritu de Verdad, de su Espíritu Consolador y Cristo quiere penetrar en el ánimo de todo paciente. Cada paciente entra en el sufrimiento con una protesta: por qué y se pregunta sobre el sentido del sufrimiento buscando una respuesta, la que le llega cuando se hace partícipe de los sufrimientos de Cristo" (S. S. Juan Pablo, 1984).

S. S. Juan Pablo II en este documento señala que el "buen samaritano es todo hombre que se para junto al sufrimiento de otro hombre", en una condicionalidad de disponibilidad, con compasión hacia el que sufre, de ayuda en el sufrimiento; las profesiones de la salud tienen mucho de "buen samaritano" a través de su vocación, ejerciendo una actividad social de apostolado sobre todo si está unida a la Iglesia o a otra comunidad cristiana. El sufrimiento es sobrenatural y humano, apunta en la conclusión de su análisis; es sobrenatural porque está en el misterio divino de la redención del mundo y humano porque en él el hombre se encuentra a sí mismo, su propia humanidad, su propia dignidad y su propia misión (S. S. Juan Pablo, 1984).

Ignacio Larrañaga en su libro *"Del Sufrimiento a la Paz"* dice que se debe deponer toda agresividad hacia la enfermedad, no irritarse en contra de ella; no enemistarse y no estar con ella en calidad de enemiga sino en calidad de "hermana enfermedad" aceptando todo como es. Propone como medio eficaz para aliviar el sufrimiento, la relativización, ya que la absolutización de lo que se siente produciría angustia y dominio de esa sensación. La primera postura situaría los hechos en su verdadera dimensión y perspectiva. El dolor y el sufrimiento serían una bendición, una sabiduría, una pedagogía de Dios que haría al ser humano madurar y, al descubrir, el sentido salvífico del dolor vendría la paz, la alegría y el sufrimiento se eliminaría (Larrañaga, 1993).

Capítulo 14:
Dolor en el niño con cáncer

El dolor en el niño con cáncer es específico para esa enfermedad; si el niño es mayor, cada episodio lo asociará con la eventualidad de morir a mediano o corto plazo y se produce no sólo por el daño orgánico, sino también por el sufrimiento psicológico y social, lo cual hace necesario la intervención de un equipo multiprofesional, que en forma efectiva asista al niño y su grupo familiar.

El dolor en el niño que padece cáncer, es una señal del deterioro progresivo; es un símbolo de sufrimiento, desesperación y miedo de sus sensaciones corporales. El dolor neoplásico tiene un importante impacto desde un punto de vista psicológico, emocional, afectivo y económico sobre el paciente y la familia. Casi las tres cuartas partes de los enfermos oncológicos padecen de dolor, por lo cual su alivio es un problema de salud pública. Estudios realizados señalan que unos 3,5 millones de pacientes sufren dolores de origen canceroso; en el 50% de los enfermos es moderado e insoportable en el 30%; se señala que el 50-80% de los enfermos no experimenta alivio satisfactorio; muchos de ellos no reciben suficiente analgesia para evitarles el sufrimiento y su terapia se traduce en un suministro a petición y no por horario fijo.

Exacerban el dolor factores psicológicos como falta de esperanza y temor a la muerte. No se sabe bien los mecanismos fisiológicos del dolor que produce el cáncer y éste es intermitente o continuo. En el capítulo *"Clínica del dolor intolerable"*, J. L. Madrid Arias plantea que el tratamiento completo en el cáncer, en relación a la evaluación del dolor, debe considerar los siguientes aspectos:

1. Tomar en serio la queja del paciente.
2. Evaluar la intensidad del dolor.
3. Evaluar el estado psicológico del paciente.
4. Obtener una historia detallada del dolor.
5. Efectuar un examen físico minucioso.
6. Prescripción y revisión personal de todas las investigaciones diagnósticas que resulten necesarias.
7. Considerar otros métodos de tratamiento del dolor durante la evaluación inicial.
8. Evaluar la intensidad del dolor después de haber iniciado al tratamiento.

La evaluación del dolor en el cáncer tiene algunas barreras como la subjetividad, un lenguaje poco claro de expresión y una sobre o subvaloración del dolor (Lavados M. & Serani M., 1993). Es necesario entonces considerar algunos puntos cuando realizamos una evaluación clínica del dolor en el paciente con cáncer. Será necesario valorar la expresión del dolor, evaluar el estado psicológico, obtener una historia del dolor y realizar un exhaustivo examen físico (Flores, 2018).

La OMS señala que "la ausencia del dolor debe ser considerada como un derecho de todo enfermo con cáncer y el acceso al tratamiento contra el dolor, como una manifestación del respeto hacia ese derecho" (Organización Panamericana de la Salud, 1997).

Los niños y niñas experimentan emociones prematuramente y las hacen conscientes a partir de los 5 años y frente a situaciones estresantes y tristes también se deprimen al igual que las personas adultas. El cáncer es una situación que puede actuar como factor de riesgo de depresión en el niño; esta situación no debe entenderse como un estado temporal de tristeza, sino que puede evidenciar en el niño anorexia, decaimiento, agresión, temor a la muerte, entre otros.

Capítulo 15:
Dolor en el niño quemado

El dolor en el niño quemado es peculiar para ese problema. Se agrega al dolor físico, un entorno de situación no programada, con un alto nivel de *stress* emocional, que va acompañado generalmente de sentimientos encontrados de rabia, impotencia, culpabilidad; el dolor físico es intenso, aún en las quemaduras profundas y se exacerba día a día con cada curación; hay un componente importante de sufrimiento que acompaña al dolor del niño y que afecta a la familia por las circunstancias que rodean a estos accidentes.

La balneoterapia y las curaciones son descritas como experiencias muy dolorosas por los niños y el manejo del dolor que se realiza es muy poco efectivo; es importante en la percepción, el factor emocional y el dolor se prolonga hasta después de la cicatrización o del injerto porque estas zonas se recuperan después de cinco a seis semanas. Los niveles altos de cortisol se relacionan con la extensión de la quemadura, se frena la liberación de A.C.T.H. y endorfina y existe una relación inversa entre dolor y niveles de endorfina que aumentan con el *stress* (Paeile & Bilbeny, 1997).

La conducta en los niños quemados hospitalizados, debido a la separación de sus padres, es de ansiedad, regresión, ira, miedo y depresión. El alejarse de su ambiente familiar y la interrupción de su cotidianeidad lo tornan confundido y muy agotado emocionalmente (Bendlin, Linares, & Benaim, 1993). Los lactantes y preescolares reaccionan con ansiedad y se muestran agitados, temerosos e introvertidos. Los escolares demuestran enojo, agitación y manipulación. Los adolescentes, manifiestan conductas demandantes, manipuladoras y de enojo. Escolares y adolescentes están además muy preocupados de su imagen corporal y de la aceptabilidad por parte de sus pares. La culpabilidad del niño y su familia debe tratarse para que exista expresión de sentimientos al respecto; los padres deben recibir información durante la hospitalización y se les debe permitir la entrada para que participen activamente en la recuperación de su hijo.

Generalmente el equipo de salud subvalora la cantidad de dolor que se asocia a la lesión del niño quemado; los niños sienten dolor extremo frente a procedimientos, pero se recuperan más rápido que los adolescentes y los adultos. Se presupone que los niños pequeños no sienten dolor, pero se ha comprobado lo contrario y se piensa que a pesar de que la hipnosis, no es tan efectiva como en adultos, es útil su uso durante procedimientos como curaciones, balneoterapia u otros procedimientos dolorosos. La imaginería, serviría bastante en estos casos.

Aplicando comparativamente la escala de McGill a pacientes quemados y de otro tipo, se concluye que, en los primeros, el dolor es parecido al neurálgico postherpético; estudiando la intensidad, se asemeja al del artrítico; no experimentan ansiedad particular, pero sí, dolor clasificado por los pacientes como grave. Un estudio de Perry y colaborador, determinó la no correlación, entre la gravedad, extensión, profundidad o localización de la quemadura, con la cantidad de dolor informado. Tampoco se relacionó la edad, sexo, procedencia étnica, educación, ocupación, antecedentes de abuso a drogas o alcohol, con la cantidad de dolor referido. La IASP describió el dolor como "agudo y grave en un principio, al sufrir las quemaduras; después continuo con exacerbaciones que declinan gradualmente" (Ministerio de Salud, 1996). Al comienzo el dolor es como latidos, con ardor y punzadas y se aumenta con procedimientos que se realicen; es intenso, profundo, sordo y continuo, ya sea en quemaduras superficiales o profundas, aún estén destruidas las terminaciones; al iniciarse la cicatrización se vuelve molesto, fijo, tedioso y con sensación de opresión; posteriormente es como hormigueo y comezón.

La vasodilatación activa, la vasoconstricción y la sensación táctil posteriores, recuperan la función de los nervios en 5 a 6 semanas y hasta 6 meses; se describe síndrome de dolor fantasma al sanar la lesión especialmente cuando se cura a expensas del tejido de granulación.

Capítulo 16:
Dolor en el niño politraumatizado

Esta tercera condición tiene mucho en común con las dos anteriormente analizadas, pero se agrega la gran dependencia física que tienen estos niños porque existe gran compromiso multisistémico y del estado general. El entorno donde se encuentra hospitalizado el niño politraumatizado, es de alto *stress*, no sólo para el personal que allí labora, sino también para los pacientes, que con frecuencia se enteran de fallecimientos de otros niños de esas unidades. El constante sufrimiento a que están sometidos, aumenta su dolor.

El Colegio Americano de Cirujanos no recomiendan analgesia en la primera hora del niño politraumatizado, ya que puede intervenir en la reanimación, estabilización e inmovilización del paciente, pero pasado ese tiempo es necesario bloqueos regionales; los fármacos de acción sistémica alteran la conciencia como los opioides, por tanto, deben ser estudiados para cada caso. El miedo y la ansiedad son los principales factores psicológicos que aumentan la sensación de dolor; generalmente el politraumatismo es la consecuencia de un accidente que por lo imprevisto de la situación no prepara al que lo sufre y marca una huella imborrable, asociando esta situación a la cercanía con la muerte. Si el dolor no se alivia se produce un círculo vicioso entre miedo, desesperanza y ansiedad produciendo insomnio y depresión (Lolas, 1996).

El niño politraumatizado, constituye un paciente "problema" para el equipo de salud por su condición y la calidad de alta complejidad. Muchas veces los profesionales de enfermería no son suficientes para atender estos niños porque requieren de atención especializada y frecuentemente de una relación, una es a uno. La tecnología que estos pacientes requieren en su atención, les puede hacer correr el riesgo de perder su condición de persona humana, tanto por la cantidad de monitores o equipos, como por su estado de compromiso del estado de conciencia. Esta situación crea la necesidad y el deber moral de un constante perfeccionamiento en las ciencias del área biológica como humanística.

El compromiso del estado de conciencia, podría significar la subvaloración de su dolor, ya que tiene dificultades para expresarlo en su incomunicación con el medio ambiente. En este aspecto también es necesario que se respete la privacidad y la intimidad en cada atención; que se realice al igual que los comentarios que se hagan respecto a las condiciones del niño, ya que se ha comprobado que a pesar del compromiso de conciencia, existe una comunicación interior con el medio ambiente. Por la misma condición, es fundamental la intervención de la familia, en la recuperación del paciente politraumatizado y en su representación frente al otorgamiento de consentimiento informado, ya que es un paciente con incapacidad para tomar decisiones. Es habitual, además, las reuniones del comité de ética en relación a la toma de decisiones con estos pacientes, para discutir situaciones como suspensión del tratamiento, desconexión del respirador, ensañamiento terapéutico, entre otros.   Las unidades de cuidados intensivos, donde se encuentran estos pacientes, por la condición de gravedad de ellos, presentan un alto nivel de *stress* para su personal, por lo tanto, es un deber ético que las instituciones, brinden apoyo a través de la intervención permanente de equipos de psicólogos y psiquiatras, con el fin de prevenir angustia y depresión, por la constante cercanía con el dolor, el sufrimiento y la muerte.

Al igual que en el niño oncológico y el niño quemado, uno de los dilemas a que se enfrenta el equipo de salud, es cómo decirles a los padres el grado de compromiso del paciente y quién debe decírselo, en relación a su probable muerte o secuelas definitivas. También es un problema para la familia, los altos costos que significan las hospitalizaciones prolongadas a la que están expuestos los niños politraumatizados

Capítulo 17:
Bioética y su relación con el dolor

Para una mejor comprensión del análisis ético del dolor, también es necesario hacerlo bajo el enfoque de los principios de la Bioética universalmente aceptados. Se analizarán los principios de beneficencia, de no maleficencia, de autonomía y de justicia. Habría que señalar que al igual que en otras situaciones diferentes al dolor crónico y de acuerdo a cada paciente, estos principios tienen diferentes jerarquías, ordenándolos de acuerdo al estudio de prioridades, en cada situación particular analizada.

Principio de Autonomía

En su libro *"Fundamentos de Bioética"* el Dr. Diego Gracia, manifiesta que poco a poco se le ha ido dando más autonomía al paciente para que decida sobre su cuerpo y su salud, considerándolo capaz de recibir información necesaria, que la ayudaría en la toma de sus decisiones. Pero aún el paternalismo que los integrantes del equipo de salud ejercen sobre el paciente, no excluye al que padece de dolor crónico. En forma rígida y sin respetar su autonomía, se indica frecuentemente, tal o cual medicamento, a tal o cual hora y en reiteradas oportunidades no administradas cuando el paciente tiene verdaderamente dolor, sino en un horario determinado. Por su condición de niño, es más difícil que tome decisiones respecto a lo que es mejor para él y entra a jugar un papel muy importante en este sentido, sus padres o sus representantes legales; pero, es necesario que a medida que el niño crezca, se le vaya incorporando en las determinaciones a tomar respecto a su salud, ya que lo comprometerá con su recuperación y se sentirá persona humana, independiente de la edad que tenga, porque será un proceso progresivo y de acuerdo a su madurez psicológica. También es frecuente como ya lo hemos dicho, que se subvalore su dolor y no se consideren sus sentimientos respecto a dolor, lo que le haría sentir que ha perdido su autonomía respecto a lo que pudiera decir o pensar. En otro sentido, habría que tener presente que autonomía y decisión, deberían ir unidos a la verdad que debe conocer siempre el niño respecto a su estado, tratamiento, recuperación y pronóstico, en una terminología que le sea totalmente comprensible.

El hombre propiamente moral es el autónomo, es decir, el que realiza actos de elección autónoma. Faden y Beauchamp, "piensan que las acciones son autónomas, cuando cumplen tres condiciones: intencionalidad, conocimiento y ausencia de control externo" (Gracia, 1989).

Podríamos tal vez extrapolar estas características a la acción de un procedimiento doloroso, como es una extracción de sangre en un niño, una curación o la instalación de algún catéter. La intencionalidad de la técnica es analizar los valores de uno o varios procedimientos en particular y no hay intención de causar dolor en el niño. La segunda condición es el conocimiento, el entendimiento del procedimiento, que debe ser completo para que la decisión sea totalmente autónoma y se conozca su naturaleza y su consecuencia; en este sentido el niño que tenga capacidad de comprensión va a ser autónomo. La tercera condición es la ausencia de control externo; los grados de control son la coerción, la manipulación y la persuasión; estaríamos ejerciendo coerción en el ejemplo anteriormente citado, si amenazáramos al niño si no se deja realizar la punción; la manipulación es "la influencia intencional y efectiva por medios no coercitivos" (Gracia, 1989). Persuasión es la influencia intencional a aceptar condiciones del persuasor; en la segunda condición sería en el ejemplo, decir al niño "tú como eres tan inteligente no puedes llorar" y en la tercera característica "yo te doy un premio si tu aceptas que te saque sangre". El niño tiene capacidad autónoma, cuando tiene pleno conocimiento, intencionalidad y ausencia de control externo. Sería una decisión autónoma, digna de ser respetada y aceptada, si el paciente o su familia o quien lo representa, solicita mayor cantidad de analgesia para calmar el dolor, si éste aumenta, o suspender terapias analgésicas en caso de terminalidad de un enfermo.

La autonomía total del paciente es difícil que sea posible, ya que el responsable final es algún integrante del equipo de salud. Cabrá frente a negativas respecto a su rol de paciente, convencerlo con fundamentos, de lo benéfico que será colaborar con su salud, sin que esto signifique, perder su autonomía. Lo importante es equilibrar autonomía y paternalismo. Benjamín Rush escribió: "Consentir lo que quiera (el paciente) en cosas intrascendentes, pero mantener una inflexible autoridad sobre él en las cuestiones que son esenciales para la vida". Por las situaciones que surgen, se hace necesario crear documentos de consentimiento informado, para el representante del niño y de asentimiento informado para el niño mayor de 10 años, que permitan entregar la responsabilidad al paciente, si corresponde y a su tutor, sobre las decisiones de su propia vida respecto a salud. El equipo de salud tendrá la obligación de analizar cuándo está siendo paternalista y no respetando la autonomía de sus pacientes, aunque éstos sean pequeños, sobre todo cuando programa cuidados básicos, sin preguntar siquiera si el niño, en este caso, desea aceptarlo cuando se decidió realizarlos.

De esta situación emergen los derechos de los pacientes a decidir lo que es mejor para ellos y a solicitar que se les respete como personas humanas. Pero la responsabilidad del equipo de salud no termina en la elaboración de un listado de derechos, sino debe difundirlos, porque en la medida que los pacientes y sus familias los conozcan, exigirán que se lleven a la práctica. El principio de autonomía en el niño a partir de los 10 años, cuando se señala que es aptamente capaz de decidir, se torna interesante cuando aún no se ha profundizado respecto a si está en condiciones de ejercer su autonomía, o en su defecto, está claro quien lo subroga.

Principio de Beneficencia

"Paternalismo es el aceptar o consentir los deseos, opciones y acciones de otra persona, por el propio beneficio de esa persona" (Gracia, 1989). El paternalismo mezcla la beneficencia y el poder; en cierto sentido, conlleva una autoridad moral, que, en el caso del dolor, podríamos pensar que el paciente o su familia, no tendrían derecho a solicitar más dosis u otra analgesia, porque es el médico la autoridad.

A su vez el profesional de enfermería, por ejemplo, sólo debería entonces limitarse a administrar lo indicado no pudiendo aumentar la dosis o cambiar un analgésico por la responsabilidad profesional que le corresponde dentro del equipo de salud.

El paternalismo, considera grados ya sea si se trata de recién nacido o de adolescentes. El principio de beneficencia, es hacer el bien, no dañar y en este sentido habría una suerte de contradicción si al niño se le practica una serie de procedimientos dolorosos, pero que a la larga van en beneficio de la recuperación de su salud; es necesario que el paciente, de acuerdo a su edad, esté enterado de este contrasentido: "te haré daño con una aguja, pero será para que mejores, te haré un bien". Este aspecto se relaciona íntimamente con el consentimiento informado, al que deberá acceder todo enfermo hospitalizado, explicitando claramente cada procedimiento, con su ventajas y desventajas, donde seguramente una de ellas será el dolor; será necesario evaluar la competencia del paciente, sus padres o su representante legal, para obtener el consentimiento informado.

El paternalismo considera aceptar o rechazar un tratamiento u otras acciones, las que en caso de negatividad deberá contrastarse la decisión oponente, con el beneficio que se logra con su aceptabilidad. El principio de no maleficencia no tiene relación con el consentimiento informado ni con el principio de autonomía, pero sí con el de beneficencia; si queremos respetar este principio significaría, replantear tratamientos, que disminuyan el dolor, crear nuevos procedimientos indoloros y buscar alternativas de solución del dolor, especialmente el crónico. Diego Gracia dice que "nunca es lícito hacer el mal, pero a veces no es lícito hacer el bien. En cualquier caso, ambos principios pueden reunirse en uno solo que, mande no hacer mal a nadie y promover el bien" (Gracia, 1989). Todos los tratamientos y se podría decir que fundamentalmente los que dicen relación con la disminución o eliminación del dolor, están orientados a hacer el bien al paciente.

Principio de Justicia

De justicia y dolor se podría decir bastante; por ejemplo, lo justo que sería, acceder en igualdad de condiciones a terapias analgésicas, ya sea se trate de un niño que se encuentra hospitalizado en un hospital público o una clínica privada. El primero puede que sólo tenga Paracetamol para calmar su dolor contra el segundo que dispone de Profenid; en este sentido se podría señalar también que hay diferencias considerables en cuanto al tipo de material con que se cuenta en calidad, cantidad y recursos humanos. El área privada tiene más personal que puede realizar terapias alternativas de disminución del dolor como imaginería, juegos, ejercicios u otros que ayuden a mitigar el dolor; el área pública muchas veces, teniendo la conciencia de la necesidad de estos procedimientos, no los puede realizar por los recursos materiales y humanos existentes. Sería de justicia también acceder al tratamiento analgésico, cada vez que el paciente lo solicite y no en horario rígido establecido. También sería de justicia dar credibilidad a la expresión de dolor del niño, permitiendo aplicar escalas de dolor acorde a su edad.

La familia juega un papel importante, si de justicia se trata, ya que tiene que tener acceso a toda hora a los hospitales pediátricos, por el rol que juega con su presencia en la disminución del dolor. Además, es necesario respetar su decisión en caso de rechazo de tratamiento o de solicitud de alta.

Por último, debemos conectar el principio de justicia con la verdad que a diario tenemos que decir a nuestros pacientes. Es de obligación moral, comunicar la presencia de dolor en un determinado procedimiento, o la insuficiente disponibilidad de alternativas de disminución o eliminación del dolor en los pacientes pediátricos y no decir que no va a doler, cuando a decir verdad sí va a ocurrir. La mentira a un niño, le hace perder la confianza en las personas que lo atienden y es de justicia que él conozca y participe en el proceso de su enfermedad.

Principio de No-Maleficencia

Se puede presentar en cierto sentido, una contradicción, si pensamos que para calmar un dolor estamos colocando un analgésico por vía endovenosa o intramuscular, a través de un procedimiento invasivo y estamos agregando un dolor sobre el que ya existía. El principio de no- maleficencia señala que no habría que hacer daño; pero lo que habría que tener presente es que este es un daño menor y tener las palabras muy claras frente al niño para que entienda este contrasentido. El profesional de la salud que realiza procedimientos invasivos que provocan dolor, debe tener sólidos y convincentes argumentos para no producir rechazo en los niños y convencer que lo que realiza tiene relación con el principio de beneficencia por sobre la no-maleficencia. Habitualmente el profesional de Enfermería no puede discriminar entre un procedimiento doloroso y otro que podría ser menos doloroso; por ejemplo, si tiene que administrar un suero por vía endovenosa, no lo podrá hacer por una vía menos dolorosa.

Dignidad

Otro de los aspectos importantes en el área de la Bioética es considerar el concepto de dignidad. Según Wikipedia se entiende por dignidad, o «cualidad de digno» (del latín: *dignĭtas, -ātis*, y que se traduce por «excelencia, grandeza»), hace referencia al valor inherente al ser humano por el simple hecho de serlo, en cuanto ser racional, dotado de libertad. No se trata de una cualidad otorgada por nadie, sino consustancial al ser humano. No depende de ningún tipo de condicionamiento ni de diferencias étnicas, de sexo, de condición social o cualquier otro tipo. Según la distinción introducida por Millán-Puelles, esta es la dignidad ontológica, diferente a la dignidad adquirida, siendo este último concepto similar al del honor". Es el respeto tan solo por ser un ser humano cada niño que atendemos y que nos obliga a respetar su condición de niño, de niño enfermo y de niño doliente, respetando la expresión de su dolor, la valoración de su dolor y su comportamiento sin discriminar, sin etiquetar, sin cuestionar. El Papa Francisco señaló en Chile (2018) que la dignidad "se cuida, se custodia, se acaricia y que nadie puede estar privado de la dignidad". Por esa razón es que cada uno de los integrantes del equipo de salud debemos ser los garantes, los custodios de la dignidad de nuestros niños sufrientes y de su familia.

Fragilidad

El año 1993 la OMS decretó como lema "La vida frágil" es decir el rechazo a la negligencia y la violencia. La ética de la fragilidad exige que se respete al otro, al débil, recomienda evitar las agresiones y otorgar una atención basada en la diligencia y el respeto. Como equipo de salud tenemos la obligación moral de proteger al más débil, que, en la temática de este libro, es el niño con dolor crónico; es decir, en cada atención aplicar la ética de la fragilidad, proteger al más débil, comprender al sufriente, ser diligente y otorgar una atención de calidad, como si se la estuviéramos otorgando al más querido de nuestra familia. Mientras más pequeño sea el niño, más frágil es, puesto que no puede expresar sus sentimientos, su dolor, sus necesidades y esa condición de fragilidad no da derecho a atenderlo en forma negligente porque no nos puede denunciar. La ética de la fragilidad está basada en el respeto y la diligencia.

Capítulo 18:
Los derechos del niño según la UNICEF

Los derechos del niño, nacieron en Ginebra en 1924; se perfeccionaron posteriormente y en 1959 se proclamaron. La Asamblea General de las Naciones Unidas declaró el año 1979 como el Año Internacional del Niño. En 1989 se firmó la Convención de los Derechos del Niño. Se analizan en este capítulo, los artículos que señala la Convención UNICEF Chile y que tienen más estrecha relación con la situación del niño hospitalizado y su familia porque de una u otra manera, todos deben ser respetados, se encuentre éste, donde se encuentre (UNICEF, 1989).

El artículo 1 define niño y adolescente como "**Todo ser humano: desde su nacimiento hasta los 18 años de edad, salvo que haya alcanzado antes la mayoría de edad**" (UNICEF, 1989, p. 3). Los niños hospitalizados en Chile en hospitales pediátricos, ingresan desde un día de edad hasta los 14 años 11 meses y 29 días.

El artículo 2 señala como "**No discriminación: Todos los derechos deben ser aplicados a todos los niños, sin excepción alguna, y es obligación del Estado tomar las medidas necesarias para proteger al niño de toda forma de discriminación**". Este artículo, en estos tiempos, aplica plenamente en la atención de todos los niños considerando que, en la actualidad, en el mundo se ha producido el fenómeno de la emigración, lo que obliga a atender a todos los niños por igual, sin hacer discriminación ni distinciones odiosas, ya que sólo aumentan el dolor y el sufrimiento de aquellos que se sienten en desventaja con los niños de origen. Muchas veces ambientes tensionados no contribuyen al relajo de los niños y no permiten que el ambiente sanitario sea realmente un ambiente terapéutico, no sólo para el niño sino también para sus padres o acompañantes. Muchas veces la familia del niño discriminado, también se ve marginado de una atención igualitaria, haciendo grandes diferencias relacionadas con el nivel de atención, la oportunidad de la misma y lo relacionado con el otorgamiento de todos los beneficios de una atención de calidad. Este aspecto se podría asociar con el principio de equidad y la justicia sanitaria, es decir, en igualdad de condiciones todos los niños, debieran tener igual acceso a una atención de salud, ya sea que el niño se encuentre en un hospital público o en una clínica privada, sea de la raza que sea, del nivel socioeconómico que sea y se encuentre en cualquier etapa de su enfermedad. Debiera entonces existir los mismos medicamentos para calmar su dolor, contar con el mismo material en cuanto a cantidad y calidad y con la misma idoneidad en cuanto a profesionalismo del equipo de salud que lo atiende. Este carácter debiera estar demostrado en una misma dedicación, esmero, conocimientos y sensibilidad frente al doliente.

El artículo número 3 señala que el **"Interés superior del niño: Todas las medidas respecto del niño deben estar basadas en la consideración del interés superior del mismo. Corresponde al Estado asegurar una adecuada protección y cuidado, cuando los padres y madres, u otras personas responsables, no tienen capacidad para hacerlo"**.

El artículo obliga a considerar la autodeterminación del niño, obviamente teniendo en cuenta la madurez del niño para decidir en lo que para él sea mejor, pero también obliga a considerar persona a todo niño independiente la edad que tenga, haciéndolo partícipe de la atención y pidiendo permiso para intervenir en su cuerpo. Dice relación con el otorgar una atención de calidad, que asegure la satisfacción de todas sus necesidades y el respeto de los derechos de los padres a estar con él en todo momento de la atención, pero también a que el equipo de salud exija el cumplimiento de los deberes de los padres en todo cuanto se relacione al cuidado del niño, la contribución a la mejoría y los cuidados posteriores del niño. Orienta a reflexionar en relación al rol de los padres en el cuidado de la prevención y el mantenimiento de la salud de los niños y a la obligación del equipo de salud en el cumplimiento de las funciones para contribuir a la conservación de la salud en cualquier nivel de atención que se requiera.

El artículo 6 señala señala respecto a "**Supervivencia y desarrollo: Todo niño tiene derecho intrínseco a la vida y es obligación del Estado garantizar la supervivencia y el desarrollo del niño**".

Este artículo, compromete al equipo de salud a ejercer nuestra profesión, cumpliendo no sólo las funciones que dicen relación con los aspectos biológicos, psicológicos, sociales, culturales, sino también aquellos aspectos directamente asociados al resguardo de los aspectos éticos y bioéticos, como es el cumplimiento de la confidencialidad, la intimidad, el resguardo de la información que se nos comparte, la protección del más vulnerable, la defensa y el cumplimiento de los derechos de los niños y los adolescentes, más aún si se encuentran en un estado de dolor y sufrimiento. No olvidemos que como profesionales de la salud somos los garantes del niño, es decir sus defensores y protectores.

El artículo 8 señala respecto a la "**Preservación de la identidad: Es obligación del Estado proteger y, si es necesario, restablecer la identidad del niño, si este hubiera sido privado en parte o en todo de la misma (nombre, nacionalidad y vínculos familiares)**". Es frecuente en nuestros centros de salud escuchar: "*el niño de la cama 6*"; "*el niño que tiene displasia o leucemia*", "*el pie Varo que se opera hoy*", el "*tequiado de la cuna 8*", etc. Los niños generalmente, son identificados con un número o un diagnóstico y no con su propio nombre. Bastaría sólo tener presente la importancia de la individualidad y un poco de asertividad para identificar a cada niño por su nombre. Podría señalar que no es menos importante poder conocer algún apelativo que su familia le ha colocado, siendo con este pequeño hecho, más familiar la relación clínica con el paciente pediátrico. Por otro lado, y afortunadamente existe un poco más de consciencia en la importancia de dar facilidades para el ingreso de los padres y ayudar en el acompañamiento de sus hijos. La familia no sólo debe estar con el niño sino además es el momento de enséñales los cuidados en el hogar o las medidas de prevención, sin culparlos por lo que le pasa el niño, sino haciéndoles sentir responsables de la salud del hijo y de su rol de protectores y educadores. Acá también es importante reiterar la importancia de no discriminar independiente del nivel social, económico o de nacionalidad.

El artículo 9 dice respecto a "**Separación de padres y madres: Es un derecho del niño vivir con su padre y su madre, excepto en los casos que la separación sea necesaria para el interés superior del propio niño. Es derecho del niño mantener contacto directo con ambos, si está separado de uno de ellos o de los dos. Corresponde al Estado responsabilizarse de este aspecto, en el caso de que la separación haya sido producida por acción del mismo**". El niño sólo puede separarse de los padres por orden judicial cuando la institución sanitaria sospecha de maltrato infantil, pero se debe buscar a la figura familiar más representativa para prestar el apoyo necesario, con igual responsabilidad y garantías que sus padres directos, sin juzgar ni hacer sentir al niño que sus padres no son lo que debieran ser.

El artículo 13 indica respecto a "**Libertad de expresión: Todo niño tiene derecho a buscar, recibir y difundir informaciones e ideas de todo tipo, siempre que ello no vaya en menoscabo del derecho de otros**". Respecto a este artículo el niño tiene derecho a recibir información respecto a su estado, obviamente que en un nivel de comprensión de acuerdo a su edad de tal forma que se involucre con su condición y con las medidas que le permitan asumir también su responsabilidad en la recuperación de su enfermedad. Es preciso aplicar en casos especiales el proceso de asentimiento y de consentimiento de sus padres o tutores.

El artículo 14 señala en relación a "**Libertad de pensamiento, conciencia y religión: El niño tiene derecho a**

la libertad de pensamiento, de conciencia y de religión bajo la dirección de su padre y su madre, y de conformidad con las limitaciones prescritas por la ley". El artículo 14, habla del derecho del niño a su libertad, a la autodeterminación, al ejercicio del derecho a la autonomía en cuanto al derecho al ejercicio de su religión y también se puede señalar al derecho a pensar o decir lo que siente, a vestir como quiere o a tener cualquier opinión que él crea. La única restricción será la incidencia negativa de su pensar en la recuperación de su salud y acá cabe el concepto del privilegio terapéutico, por sobre el derecho a la autonomía.

El equipo de salud debe velar porque en el caso que el niño se encuentre hospitalizado este derecho se cumpla, coordinando la asistencia de un representan de la religión que el niño y su familia profese. Es posible que desee tener alguna imagen o un icono de su religión y esto debe aceptarse resguardando la prevención de infecciones intrahospitalarias. Estas actividades y donde exista el organismo, es posible lograrla a través de la participación de las Unidades de Acompañamiento Espiritual. Debemos pensar que este apoyo influye en gran medida, a mantener la fe y la esperanza en una mejoría y la influencia de estos ritos, en el alivio del dolor y el sufrimiento.

El artículo 23 señala como **"Niños impedidos: Los niños mental o físicamente impedidos tienen derecho a recibir cuidados, educación y adiestramiento especiales, destinados a lograr su autosuficiencia e integración activa en la sociedad".** En relación a este artículo el equipo de salud tiene la obligación, en su condición de garante, de proteger al niño, tan solo por ser niño, más aún muy vulnerable al estar enfermo y además ser un paciente con alteración mental o físicamente impedido, ajustando procedimientos, infraestructura, u otras condiciones al estado de salud del niño. También deberá coordinar con servicio social, los requerimientos para cancelación de servicios otorgados u otro trámite en pos del bien superior del niño. Lo más importante es velar por el mantenimiento de la dignidad del niño y su familia. El paciente pediátrico con enfermedad crónica por su experiencia de vida asociado a dolor y sufrimiento, es más maduro emocionalmente y atento a su entorno, tanto que cualquier cosa que suceda a su alrededor va a influir en su estado emocional aumentando su estrés; toda tensión aumenta su preocupación y por ende el dolor y el sufrimiento, por lo que todo lo que podamos hacer está contribuyendo al bienestar del niño y su familia, pensando que estamos enfocados a tratarlo en forma integral.

El artículo 24 señala en relación a "**Salud y servicios médicos: Los niños tienen derecho a disfrutar del más alto nivel posible de salud y tener acceso a servicios médicos y de rehabilitación, con especial énfasis en aquellos relacionados con la atención primaria de salud, los cuidados preventivos y la disminución de la mortalidad infantil. Es obligación del Estado tomar las medidas necesarias, orientadas a la abolición de las prácticas tradicionales perjudiciales para la salud del niño**".

Respecto a este artículo el equipo de salud debe velar por el otorgamiento de una atención de calidad integral, coordinando con otros servicios de apoyo exámenes, interconsultas u otras necesidades sanitarias, de tal forma de dar respuesta a los problemas del niño. Si bien es cierto no existe el modelo de salud de vínculo entre la atención intrahospitalaria y la atención primaria donde un equipo vincula la atención entre ambos niveles debemos obligatoriamente dar a conocer al paciente y su familia los servicios que le darán continuidad a la atención, con el fin de dar seguridad de que el niño tendrá los servicios que permitan la recuperación, rehabilitación y la mantención de la salud del niño. Este aspecto también contribuye a la tranquilidad del niño y su entorno familiar.

El artículo 25 destaca respecto a la: **"Evaluación periódica de la internación: El niño que ha sido internado por las autoridades competentes para su atención, protección o tratamiento de salud física o mental, tiene derecho a una evaluación periódica de todas las circunstancias que motivaron su internación"**. En relación al artículo cabe señalar que los servicios de salud deben otorgar al niño continuidad en la atención del problema de salud, permitiendo un control periódico por especialistas tanto en la atención cerrada como en la atención primaria independiente del nivel social y económica del paciente, que le permitan estar bajo control y contribuir también a su tranquilidad y seguridad que le brinda este hecho a él y su grupo familiar.

Respecto al artículo 26 en relación a la **"Seguridad social: Todo niño tiene derecho a beneficiarse de la seguridad social"**, el niño debe contar con previsión que le permitan y aseguren una atención de igual calidad que si estuviera en un sistema privado y que esta situación no sea motivo de una atención diferente. Por tanto, el equipo debe coordinar con los servicios sociales para permitir regularizar estos beneficios.

En relación al artículo 28 señala respecto a **"Educación: Todo niño tiene derecho a la educación y es obligación del Estado asegurar por lo menos la educación primaria gratuita y obligatoria. La aplicación de la disciplina escolar deberá respetar la dignidad del niño en cuanto persona humana".** Cuando el niño se encuentra hospitalizado, esta institución debe coordinar con el Ministerio de Educación, para que el niño, que sobre todo con enfermedad crónica, podría estar por largo tiempo hospitalizado, que su educación no sea interrumpida por su condición de enfermo. Es el profesor quien acude al hospital a educar al niño hospitalizado, es la escuela entonces que se acerca al hospital, permitiendo la continuidad del proceso educativo, lo que incide positivamente en el niño, sintiendo que aún se encuentre enfermo, puede continuar sus estudios y este evento no será motivo de tropiezo ni retraso en su formación académica.

Respecto al artículo 30, se destaca lo relacionado a los **"Niños pertenecientes a minorías o poblaciones indígenas: Es derecho de los niños que pertenecen a minorías a poblaciones indígenas tener su propia vida cultural, practicar su propia religión y emplear su propio idioma".** En relación a estos niños se puede destacar que las instituciones de salud por Ley de Derechos y Deberes de las personas (Ley N° 20.584, Artículo 7, 2012).

El artículo 31 dice respecto a "**Esparcimiento, juego y actividades culturales: El niño tiene derecho al esparcimiento, al juego y a participar en las actividades artísticas y culturales**". Las instituciones de salud deben brindar a los niños la posibilidad de satisfacer este derecho a través de actividades recreativas de acuerdo a la edad y a la posibilidad del niño; en algunas instituciones existen programas u organizaciones que lideran actividades como las Tías Cuenta Cuenta, Las Tías Pinta Pinta, grupos que asemejan las actividades desarrolladas por Pach Adams que tienen como finalidad promover actividades recreativas y de entretención a los niños hospitalizados.

El artículo 39 señala respecto a "**Recuperación y reintegración social: Es obligación del Estado tomar las medidas apropiadas para que los niños víctimas de la tortura, de conflictos armados, de abandono, de malos tratos o de explotación reciban un tratamiento apropiado, que asegure su recuperación y reintegración social**". Este artículo se aplica a aquellos niños que son abandonados en los hospitales, por diferentes razones, como, por ejemplo, por malformaciones congénitas y que se transforman en niños institucionalizados; también aplica a niños que son hospitalizados por las graves lesiones producidas por maltrato infantil o que son abusados sexualmente. El equipo de salud tiene la obligación de denunciar estas situaciones y buscar junto a Servicio Social, la reinserción o la reubicación de estos niños en centros apropiados, de tal forma de proteger al más débil y de asegurar la continuidad de los tratamientos que padecen los niños con enfermedades crónicas.

Nuria Terribas en el capítulo Derechos del paciente del libro *"Bioética Clínica"* (Beca & Astete, 2012), destaca como derechos el derecho a la información, es decir el niño, según su edad y comprensión tendría derecho a conocer su diagnóstico, pronóstico, tratamiento y posibles medidas de prevención; en este contexto podríamos agregar también conocer información sobre otras medidas alternativas como la acupuntura, fitoterapia entre otras; la autora destaca también el derecho de la persona a no saber explicitado claramente por la persona capacitada, señala además el derecho a ejercer su autonomía para tomar sus propias decisiones de acuerdo a la capacidad de comprensión en relación a aceptar o rechazar tratamiento. Destaca también como derecho el respeto a la intimidad y la confidencialidad. En relación a este último aspecto este respeto debe estar basado en una relación clínica horizontal, digna, de confianza y consideración de que el otro es una persona humana.

Capítulo 19:
Mis derechos como niño hospitalizado

- ✓ A ser tratado con cariño, respeto a mi dignidad e intimidad.
- ✓ A ser hospitalizado(a) en el momento que lo necesite.
- ✓ A recibir atención según la enfermedad que tengo y a ser enviado(a) a otro especialista si lo requiero.
- ✓ A recibir de parte de todo el personal del hospital las atenciones y cuidados que requiero según mi situación de salud.
- ✓ A ser acompañado(a), por mi madre o padre u otro adulto cercano durante mi hospitalización.
- ✓ A compartir una sala común sólo con otros(as) niños(as), de mi edad o del mismo sexo si tengo más de 10 años.
- ✓ A que mis padres o tutores reciban la información oportuna y completa sobre mi situación de salud, tratamiento, secuelas y posibles complicaciones.
- ✓ A que mis padres participen en mi recuperación.
- ✓ A continuar con mi formación escolar, si estoy hospitalizado(a) mucho tiempo.
- ✓ A recibir visitas de diferentes edades.

Los niños al igual que cualquier otra persona de cualquier edad, tienen derechos durante su estadía de hospitalización. Si bien están explícitos en distintas declaraciones que se han hecho a través del tiempo, no es menos cierto que toda declaración tiene su norte en el respeto a la dignidad del niño, tan solo por serlo, su edad y su condición de fragilidad y vulnerabilidad; esta condición obliga al equipo de salud a su cargo a respetar esta situación. No es menos cierto que muchos profesionales no se dedican a la pediatría porque sienten que no soportan ver llorar o sufrir a un niño o que no están académicamente preparados para enfrentar este hecho. Al no tener habilidades psicosociales para relacionarse con los niños, menoscaba la calidad de la atención y sólo contribuye a no contar con el apoyo y la necesidad de profesionalismo, amor y cariño que son fundamentales. Y no podemos dejar de considerar a la familia del niño doliente, ya que ellos se transforman en otro foco de atención del equipo, al que hay que informar, al que hay que apoyar, al que hay que orientar, al cual hay que dedicarle tiempo de calidad; obviamente esto implica el desarrollo de la importancia que la familia tiene en la recuperación del niño enfermo o en casos más difíciles en la aceptación de diagnósticos con pronósticos que no se desearían comunicar a los padres. Cuando no se cuenta con estas habilidades de la esfera psicosocial, se presenta un profesional distante, frío, impersonal que no es empático y que a veces no se entiende cómo o por qué está en este campo ocupacional.

Capítulo 20:
Necesidades y retos éticos en la enfermedad y el dolor crónico

El Dr. Santiago Soto, escribió en su libro *"Relación Médico-Paciente"*, que la dulzura, paciencia y actitud de servicio, debían ir de la mano con el uniforme blanco y que la altivez profesional sólo conduce a una reacción encontrada. "Es tal la sensibilidad de los pacientes, tan grandes las necesidades de ser cuidados, que pierden el sentido de las proporciones" (Soto, 1979). Señala que "la compasión es el sentimiento profundo de entender la misericordia o el sufrimiento y el deseo concomitante de darle alivio". La enfermedad crónica requiere de profesionales compasivos, con profunda sensibilidad frente al dolor del paciente, ya se trate de un adulto o un niño, comprometidos con su quehacer, dando lo mejor de sí en pos del bien del doliente.

El avance tecnológico hoy en día, proporciona a la sociedad científica un gran apoyo para la resolución de los problemas de salud de sus pacientes; este conlleva la aplicación de una serie de técnicas y procedimientos que prolonga la vida de aquellos que son portadores de enfermedades crónicas. Se hace necesario contar con recursos humanos y materiales, que aporten un soporte para realizar investigaciones que permitan mejorar la calidad de vida de estas personas.

Deben existir programas de servicio social que les apoyen en su reinserción, ya sea laboral o familiar y en el caso de los niños, escolar y de grupo de pares, que le permitan una vida con satisfacciones de sus necesidades básicas, lo más cercana a la normalidad, evitando así traumas y discriminaciones, por su condición de paciente crónico y muchas veces portador de limitaciones físicas o psicológicas.

La enfermedad crónica lesiona directamente la dignidad de la persona, que cae en crisis, al sentirse permanentemente sometida a nuevos intentos de recuperación, la mayoría de las oportunidades sin resultados positivos. El enfrentamiento periódico al dolor y al sufrimiento, en el caso del niño oncológico a las puertas de la muerte, con grandes secuelas físicas y psicológicas provocadas por una quemadura, o la persona, para o tetrapléjica, como consecuencia de un accidente, menoscaba su condición de personas humanas, transformándose en pacientes de segunda categoría, porque los hacen diferentes y desvalidos frente a los demás niños. La dependencia física y psicológica de un adulto que permanentemente lo asista, le aminora su autonomía y lo somete a un constante requerimiento de apoyo para satisfacer sus necesidades. Se necesita entonces un buen profesional que lo asista; Santiago Soto define un buen profesional, como aquel que posee las siguientes características: conocimientos, paciencia, fortaleza, entereza, valentía, capacidad de dar, sabiduría, alegría, modestia, objetividad, honestidad, deseo de consolar y corazón despierto (Soto, 1979).

Otro de los retos éticos en la enfermedad crónica, es la readecuación de los currículos de formación de los profesionales de la salud, orientados a todos aquellos contenidos en relación con la enfermedad crónica y su relación con Ciencias como Psicología, Fisiatría, Pediatría, Terapia Ocupacional, Rehabilitación, Farmacología, entre otras. Esto aportaría una visión diferente en la asistencia del paciente crónico, con un enfoque de atención terciaria. La readecuación debe incorporar a la familia del niño, a la cual se le entregarían las herramientas suficientes, para que colabore en su probable recuperación. No es menos importante también incorporar contenidos que dicen relación con la medicina no tradicional, que hoy en día está tomando importancia, como medidas de apoyo complementario en el manejo y alivio del dolor.

Otro aspecto a considerar es el económico. Los pacientes crónicos demandan de un mayor aporte, que cubra largas hospitalizaciones, terapias costosas y prolongadas, rehabilitación no exenta de maquinarias y equipos de alta tecnología. Se requiere de salas de hospitalización habilitadas con elementos como camas y cunas especiales, muebles, salas de recreación, gimnasios, suficientes analgésicos que cubran las necesidades para tratar el dolor. Estas y muchas otras necesidades hacen que el paciente crónico, distraiga una mayor cantidad de recursos económicos destinados a su asistencia.

El paciente crónico en sí, es más difícil de atender que un paciente agudo; sus hospitalizaciones prolongadas y su condición de tal, exigen una mejor preparación y un mayor tiempo de dedicación. El sufrimiento de un niño quemado, de un niño politraumatizado o de un niño leucémico, es el sufrimiento del personal que lo atiende; se requiere entonces de un apoyo psicológico o psiquiátrico, no sólo para el niño y su familia, sino para el equipo de salud; este deberá ser permanente y periódico y no sólo en situación de crisis.

Otro reto ético es la necesidad de formación de postítulo, para aquellas personas que se dedican a la atención del paciente crónico y la organización de eventos que permitan discutir y analizar las últimas tendencias, en la prestación de servicio a estos pacientes, con el fin de intercambiar experiencias que optimicen su atención.

Los dilemas éticos a que se ve enfrentado el equipo que atiende pacientes crónicos, son frecuentes en el análisis de los comités de ética de las diferentes instituciones. Es habitual la discusión de casos, en relación a ensañamiento terapéutico, orden de no resucitar, justicia sanitaria, capacidad de decisión, autonomía del paciente, entre otros. Estos y muchos más, demandan la necesidad en el comité, de una preparación acabada, en relación a los tópicos fundamentales de la bioética, lo que permite la discusión con sólidos conocimientos en la materia, favoreciendo la ecuanimidad y objetividad de la discusión.

Es fundamental el estudio y análisis de los derechos del paciente crónico, específicos para la protección de su dignidad y la de su familia; éstos debieran ser elaborados por un grupo de expertos y un grupo de pacientes con enfermedad crónica, adultos y niños, porque sólo ellos, con su particular experiencia, pueden aportar la defensa de sus propios derechos, que les dignificarán como personas humanas.

Por último, es necesario, que exista en el equipo de salud, la conciencia de la necesidad de creer en la expresión del dolor crónico, especialmente en los niños, a través de la aplicación de escalas objetivas de su medición, de la elaboración de investigaciones al respecto y del intercambio de experiencias con países o instituciones que hayan alcanzado un nivel superior. Se convierte en un deber ético-moral y un reto ético, la necesidad de optimizar la atención integral del paciente con enfermedad crónica.

Capítulo 21:
Responsabilidad del profesional de la salud

Uno de los problemas que presenta el niño y el adolescente con dolor crónico es el enfrentamiento al miedo. Miedo frente a la incertidumbre de no poder saber por qué se origina, cuándo cederá o aumentará o con qué procedimiento pasará. Tal vez no nos hemos detenido a contestar estas interrogantes, porque poco sabemos del miedo y no poseemos herramientas para dar respuesta, porque no nos atrevemos a enfrentarnos a nuestro propio miedo, en la eventualidad de tener dolor.

La situación puede no ser entendible y subvalorarla, si no se ha tenido la experiencia del dolor y del sufrimiento. Frente a esta problemática, es necesario que el profesional de enfermería, para asistir con logros positivos, se enfrente a sus propios temores y miedos, que reconozca que también los tiene no resueltos, porque por sobre todo ella es persona y, si es apoyada en un profesional como un psiquiatra o un psicólogo, se encontrará en mejores condiciones para disipar los miedos en el enfrentamiento del dolor.

En segundo lugar, deberá conocer la fisiopatología del dolor, las diferentes vías de administración de analgésicos, el efecto y las reacciones adversas de los fármacos, para poder realizar técnicas que aseguren la disminución del dolor y el sufrimiento. Posteriormente deberá preocuparse de la familia, realizando con ella, entrevistas que favorezcan la disminución de temores y miedos, permitiéndole tener acceso a la información para aclarar dudas y lograr el objetivo deseado (Cáceres-Matos *et al.*, 2017).

El dolor mantenido, influye en la dignidad de la persona, la menoscaba, invalida y cala en lo más hondo de su ser, porque no hay una clara comprensión de por qué lo está sintiendo, ni menos una justificación para padecerlo. Puede haber un abandono a la batalla y el paciente se puede convertir en el enemigo traidor, mostrando el sentido subversivo de la desesperación (Nursing, 1984). Frente a esto, la enfermera debe asumir que es lícito que el paciente muchas veces abandone la lucha, pero debe ser lo suficientemente tenaz, para ayudar al niño a luchar nuevamente frente al dolor. A esta edad y por las características de su desarrollo psicológico, se pueden utilizar muchas técnicas de imaginería para ayudarlo, junto con otras terapias analgésicas, a tomar nuevamente fuerzas para enfrentar su dolor. Especialmente el problema se produce en los niños oncológicos, que no ven avance en su recuperación y que a pesar de los tratamientos el dolor persiste, aumenta y nunca desaparece. También es importante el acercamiento a la religión del niño y de su familia, la que le permitirá aceptar mejor el sufrimiento y encontrarle un significado o sentido espiritual.

No debemos olvidar que siempre, detrás de cada enfermedad, hay una persona humana (Nursing, 1986) que tiene sentimientos y el derecho a reaccionar como lo desee; es muy fácil rotular a un niño, de regalón, hijo único, malcriado o consentido. Si se queja habitualmente de dolor, a lo mejor, está enviando un mensaje tan simple como que quiere estar con los suyos o quiere que lo escuchen un momento. La tecnología moderna atrae, impacta, subyuga y frecuentemente consideramos que realmente estamos haciendo una verdadera enfermería, si manejamos monitores, tomamos exámenes con métodos sofisticados o atendemos pacientes de alta complejidad. Pero olvidamos el inmenso valor que tiene sentarnos a conversar o entretener a nuestros niños. Esa conversación o ese juego, o ese tocar, pueden significar la disminución notable del dolor, porque el niño se relaja y distrae su atención del dolor que lo martiriza.

Uno de los dilemas éticos a que con mayor frecuencia se ve enfrentada el profesional de enfermería, que atiende niños con dolor crónico, es la imposibilidad de indicar analgésicos que lo calmen; el ejercicio profesional, de dependencia en este sentido del médico, la inhabilita para cumplir esta función. En otras oportunidades tiene que administrar analgésicos poco potentes, porque hay temor de utilizar fármacos de acción mayor, por los efectos que éstos podrían producir, como es el caso de la morfina que se asocia con sus reacciones de adicción. Pero es la Enfermera, como ya lo mencionamos al principio, la que más tiempo permanece al lado del niño y la que sabe de sus lamentos y angustias cuando tiene dolor; esta situación se produce con más frecuencia en los turnos de noche y de fin de semana, cuando baja la asistencia médica y más, en los hospitales públicos, ya que, en las clínicas privadas, cada niño tiene un médico para que le indique, aumento o cambio de un analgésico.

Frente al dolor hay una subvaloración y un desconocimiento de las escalas de medición apropiadas, especialmente para los niños y adolescentes; la enfermera que trabaja con pacientes que presentan dolor, tiene el deber ético, de realizar investigaciones para crear o aplicar escalas, que realmente reflejen la valoración y permitan acercarlo a su máxima objetividad. Estas investigaciones demandan la profundidad en aquellas materias que dicen relación con el dolor como Fisiopatología, Neurología, Farmacología, Psicología, entre otras.

Muchos de los problemas que enfrenta el profesional de la salud en el manejo del dolor crónico del niño, tienen estrecha relación, con un déficit en esta materia, en los currículos de formación. Se enseña a administrar analgésicos, su acción farmacológica, sus reacciones adversas, pero nada o casi nada, respecto a los aspectos éticos en su manejo. Tampoco se organizan frecuentemente a nivel de postítulo, cursos o jornadas que permitan discutir o una puesta al día en este tema. Es por tanto muy importante que las universidades formen profesionales, preparados en la atención de estos pacientes, con el fin de estar implementados en metodologías de la esfera socio afectiva que permita otorgar una atención de calidad, personalizada, cálida, integradora, compasiva y comprensible, que permita independencia y seguridad al paciente portador e de una enfermedad crónica.

El equipo de salud pediátrico no sólo debe tener formación de postgrado en el área, sino además en el desarrollo de habilidades psicosociales y en bioética. Esta última disciplina presente formalmente en la formación de pregrado en los estudiantes del área de la salud, recién en la década del 90, se hace fundamental cuando hablamos de otorgar un cuidado humanizado y comprensivo, empático y personalizado, que permita satisfacer las necesidades, biológicas, psicológicas, sociales y espirituales, no sólo del niño sino también de su familia, con un sello de humanismo y sensibilidad por el dolor y el sufrimiento del otro.

Dentro de las habilidades psicosociales necesarias a potenciar en el profesional de la salud, se destacan la asertividad, la comunicación efectiva, la empatía y la compasión. Definiremos cada una de ellas.

El término "asertividad" se asocia a una habilidad social y comunicativa del ser humano, mediante la cual manifiesta sus convicciones y defiende sus derechos; se describe como una forma de expresión equilibrada, y congruente para comunicar las ideas y sentimientos o para defender los legítimos derechos; depende del grado de madurez de cada persona y se describe que las personas con una autoestima elevada tienen un grado mayor de asertividad. Esta habilidad social, se entrena, se aprende y se ejercita y es una importante herramienta en la comunicación entre los seres humanos y se señala que una clave para lograr el éxito de las relaciones interpersonales.

La palabra "asertividad" es de origen latín, *assertus*. El término asertividad no aparece en la Real Academia Española (RAE). Se identifica el adjetivo asertivo como sinónimo de afirmativo. La asertividad es una cualidad o comportamiento de algunos individuos para comunicarse y defender sus derechos. Cuando un individuo carece de esta habilidad social no se puede comunicar adecuadamente dificultando las relaciones interpersonales.

La comunicación efectiva tiene como sello el concepto de eficacia en los tres elementos básicos de la comunicación. Tanto el emisor como el receptor, el mensaje y el canal de comunicación emiten y recepcionan claramente lo que se quiere comunicar; es decir, una comunicación efectiva trasmite el mensaje deseado, el que es de fácil comprensión, es objetivo y expresa lo que se desea expresar. Para que la comunicación sea efectiva, ésta debe ser asertiva, eficaz y afectiva, es decir con énfasis en lo emocional.

Respecto al concepto de empatía se puede señalar que la palabra viene del término griego clásico ἐμπάθεια, *empátheia*. También se la asocia con el nombre de inteligencia interpersonal, es decir, la habilidad cognitiva de un individuo para entender el universo emocional de otra. Es importante acá también hablar sobre la inteligencia emocional, que es el sistema que engloba todas las habilidades de relación entre el individuo y los sentimientos. Esta capacidad está compuesta de autoconciencia, el control emocional y la motivación.

El concepto de compasión del latín tardío *compassio, -ōnis*, literalmente significa sufrir juntos, es decir acompañar al otro en su dolor y su sufrimiento; el que asiste debe comprender al otro en lo que siente, uno percibe lo que el otro está sintiendo, es decir comprende y siente el dolor del niño y a raíz de esa percepción nace la necesidad de ayudar al otro.

Capítulo 22:
Gestión del cuidado en el niño con dolor crónico

Jean Watson, enfermera contemporánea nacida en Virginia, ha creado la teoría humanizada del cuidado; es una gran referente teórica que fundamenta el cuidado humano en la enunciación de 10 factores curativos del cuidado que pueden ser aplicados al cuidado del niño con dolor crónico.

Se elegirán aquellos factores que se asocian con mayor fuerza al tema del niño, la bioética y el dolor crónico (Watson, 1999).

1. **Formación de un sistema humanístico – altruista de valores**: este factor incluye aquellos valores altruistas y humanistas que promueven un cuidado holístico basado en valores humanísticos y altruistas; destaca las relaciones interpersonales eficaces que ayuden al paciente a estabilizar su salud. Este factor podría ser aplicado no sólo al profesional de enfermería que otorga cuidados al niño con dolor crónico, sino a cualquier integrante del equipo de salud que se interrelacione con los niños con enfermedad y dolor crónico. Esta interrelación requeriría de profesionales de la salud formados en ciencias del área psicosocial como empatía, comunicación y asertividad, herramientas que son vitales para una relación efectiva con el niño y su familia.

2. **Inculcación de la fe-esperanza**: Este factor se define como "la satisfacción a través de la cual se extiende el sentido de uno mismo". Es plenamente aplicado este factor en el caso del dolor crónico del niño, ya que siempre hay esperanza que el dolor se mitigue y el sufrimiento del paciente y su entorno cese. El equipo de salud debe contribuir a infundir fe y esperanza, ya que el estado anímico del niño es muy importante en el afrontamiento de los problemas de salud. Se debe trabajar con alegría y optimismo utilizando muchos juegos infantiles que sirven para ver un mundo mejor y contribuir a ver las experiencias dolorosas con una mirada más positiva.

3. **Cultivo de la sensibilidad para uno mismo y para los demás**: Este factor significa "reconocer los sentimientos del que otorga los cuidados y de quien los recibe lo que conlleva a la auto actualización a través de la auto aceptación". Reconociendo la sensibilidad de los que otorgan cuidados humanizados, los sentimientos se hacen más reales, más auténticos y más sensibles hacia los que los reciben. Este factor sería fundamental de aplicar al dar cuidados al niño con dolor crónico, puesto que, al entender el dolor propio, se podría entender el dolor del otro y por ende ser más sensible frente al sufrimiento y el dolor de los demás.

4. **Desarrollo de una relación de ayuda-confianza**: desarrollar una relación de ayuda-confianza entre el equipo de salud y el paciente es crucial para un cuidado transpersonal. La relación de confianza contribuye a aceptar la expresión de los sentimientos positivos y los

negativos. Esto implica que los integrantes del equipo de salud deben estar preparados en habilidades psicosociales para desarrollar herramientas como la comunicación efectiva, la empatía y el asertividad entre otras. La relación de ayuda confianza, no debe ser sólo entregar el diagnostico, el pronóstico, el tratamiento o los cuidados del niño, va a allá de eso: es crear una verdadera relación de ayuda, donde en una relación horizontal y empática el profesional de la salud verdaderamente se ponga en el lugar del niño enfermo y el sufrimiento de la familia, que le permita hacer todas las preguntas que desee y recibir en forma clara y precisa toda la información a la cual tiene derecho y no transformar la información en una herramienta de poder donde entrego sólo lo que yo deseo, porque el otro no tiene derecho a saberlo.

5. **Promoción y aceptación de la expresión de los sentimientos positivos negativos**: el niño y la familia pueden y deben expresar libremente sus sentimientos, aunque éstos sean negativos y el profesional de la salud debe reconocer estas expresiones y aceptarlas como respuesta al proceso de enfermedad que se vive sin rotular, sin criticar tan sólo con aceptación y apoyo.

6. **Uso sistemático del método científico de solución de problemas para la toma de decisiones**: todo profesional de la salud se ha formado con un enfoque científico en la resolución de los problemas que enfrenta, organizado y sistemático, lo que le da las herramientas para actuar en forma lógica; esta formación lo hace verdaderamente un profesional capaz de resolver situaciones buscando

soluciones ecuánimes y basadas en el método científico, a las cuales les encuentra en las diferentes disciplinas del saber su fundamentación.

7. **Promoción de la enseñanza – aprendizaje interpersonal**: este factor permite separar el cuidado de la curación a través de la obligatoriedad de informar al paciente, cambiando la responsabilidad por el bienestar y la salud del niño. El equipo de salud, tendrá por tanto que manejar estrategias de enseñanza - aprendizaje centradas el niño y su familia y enfocadas al autocuidado.

8. **Provisión del entorno de apoyo, protección y correctivo mental, físico, sociocultural y espiritual**: el equipo de salud debe estar consciente de la influencia que el entorno externo e interno tienen en la salud y la enfermedad de las personas. En el entorno externo debemos considerar aspectos relacionados a la privacidad, y una atención segura y de calidad. Dentro del entorno interno es fundamental incluir el bienestar espiritual y mental y las creencias socioculturales del niño y su familia. El entorno sanitario debe ser un ambiente terapéutico desde todo punto de vista, que contribuya a la recuperación del niño y no un lugar que aumente su dolor.

9. **Asistencia en la gratificación de las necesidades humanas**: el equipo de salud, no sólo debe reconocer y satisfacer las necesidades tanto las de mayor grado como las más básicas del individuo, pensando en cada momento cómo le gustaría a cada uno de sus integrantes ser tratado en caso de estar en el lugar del niño.

10. **Permisión de fuerzas existenciales – fenomenológicas**: la fenomenología permite comprender los fenómenos que ocurren y la psicología existencial es una disciplina de la existencia humana que utiliza esos análisis fenomenológicos. Por tanto, el equipo debe tener conocimiento de las ciencias del área social como psicología, antropología entre otras, que lo preparen para enfrentar esta área e identificar y satisfacer estas necesidades.

Otra gran teórica es Carol Gilligan quien, a través de la identificación de tres estadios en la ética del cuidado, destaca que en un primer estadio el individuo cuida de sí mismo y cuando ve la necesidad del cuidado del otro, cuida al otro, en un segundo estadio, descuidando su propio cuidado; por lo tanto, señala que la ética del cuidado debe considerar un tercer estadio, es decir cuidar de uno mismo, pero paralelamente cuidar de los demás. Por tal motivo al aplicar la ética del cuidado de Carol Gilligan uno de los primeros aspectos a considerar es aprender a cuidarse uno mismo como profesional de la salud, porque así podrá cuidar a los demás responsablemente.

Capítulo 23:
Ética del cuidado y dolor crónico

De las distintas propuestas o enfoques de la Bioética, probablemente la Ética del Cuidado, que surgió desde la enfermería, es la que más se relaciona al tema del dolor. Por lo tanto, resulta adecuado, analizar desde esta perspectiva, qué tanto se podría aplicar de ella, en los aspectos éticos del dolor crónico del niño.

El avance tecnológico y los descubrimientos científicos que se producen cada día, a mi parecer, han influido en la mirada y la importancia que el profesional de la salud le da por estos tiempos a la ética del cuidado en el ámbito asistencial. Para el profesional joven es más atractivo orientar sus cuidados hacia el manejo de equipos y maquinarias que hacia la persona en su esencia física y espiritual, es decir, al significado de la persona humana. Tal vez porque es más atractiva la tecnología o porque no hemos implementado desde la academia, lo suficiente a nuestros estudiantes para abordar el área psicosocial. "No debe ser prioritaria la preocupación por el diagnóstico y el tratamiento, por sobre la de un escucha atento y sentido, un verdadero acompañamiento y un definitivo estar con el sufrimiento y el dolor de las personas, a través de la compasión, la comprensión y la ayuda durante la crisis de su dignidad cuando enferma" (Acevedo, 2017).

Se ha definido el cuidar como la capacidad de proteger y defender los derechos del paciente, fundamentado en la autonomía del enfermo y en desarrollo de actitudes de lealtad incondicional y de máxima independencia profesional, es decir en la utilización de actitudes morales.

La ética del cuidado está basada en la virtud y en la afectividad del agente moral, en este caso, del equipo de salud. Se caracteriza "por dos hechos fundamentales: su compromiso con lo que llamaremos particularismo calificado, que es esencialmente una concepción de la naturaleza del juicio moral y de su justificación y el concepto de virtud asociativa, que centra la ética en el agente moral, enfatizando especialmente aquellas virtudes que favorecen el contacto y la comprensión interpersonal" (OMS-OPS). Esta definición orienta hacia el cumplimiento de objetivos morales en el cuidado del paciente; entre ellos podemos señalar los que tienen relación con la no agresión física, con el respeto de su autonomía y en general con todos aquellos principios morales que rigen la vida de la persona humana; también se refiere a las condiciones y aptitudes necesarias del prestador de estos servicios. Estas condiciones y aptitudes están dadas por la vocación que cada persona tiene por su profesión. Gregorio Marañón en su libro "*Vocación y Ética y otros Ensayos*", define vocación como "a voz interior que nos llama hacia la profesión y ejercicio de una determinada actividad" (Marañón, 1947); dice que es "aptitud", que implica "servir al otro" y la compara con el "amor", una pasión desinteresada de servicio, a diferencia del "querer" que representaría la condición y el interés. Agrega el concepto de intuición a la vocación desde la perspectiva de la observación del paciente por sobre el tecnicismo secundario y complementario al quehacer profesional. Adaptando los conceptos vertidos en la segunda parte del libro a Enfermería, se tendría que señalar, que es preciso ejercer con dignidad y pulcritud moral y que el éxito está basado en la fe y el entusiasmo por curar y no el escepticismo, ya que así, la profesional Enfermera sería buena, porque le permite juzgar con calidad moral a los demás. Un buen profesional de enfermería, sería, además, aquel que mantiene relaciones de generosidad, ayuda y humildad con los iguales y respeta el secreto profesional. Para que estas características se desarrollen en el profesional de la salud, debe existir una formación humanista que permita, agregado a lo científico, un conocimiento acabado del hombre como persona humana, a través del aprendizaje de asignaturas como Sociología, Antropología, Crecimiento y Desarrollo, Interacción Humana, de tal manera que den un equilibrio en el aprendizaje del hombre como persona.

La ética médica caracteriza el juicio moral como imparcial, desapasionado y basado en los principios como la autonomía, no maleficencia, beneficencia y justicia. El particularismo calificado es un desafío para la imparcialidad y el principialismo. Los principios articularían los compromisos morales, produciendo un juicio moral consistente. El concepto de objetividad desapasionada, lleva implícita la afectividad y la virtud que conducen a efectivas relaciones interpersonales, en un contexto de compasión por el paciente (OMS-OPS).

La imparcialidad en el juicio moral, señala el no favorecimiento o privilegio en las preferencias, afectos y relaciones y "supone que lo que es moralmente necesario para una persona lo es también para cualquier otra, ya que ello se determina haciendo abstracción de toda particularidad e idiosincrasia" (OMS-OPS). Los que critican la imparcialidad, la basan en el desarrollo porque crea ceguera o indiferencia, imposibilitando el interiorizarse del otro. La ética del cuidado plantea como necesario un "acercamiento a particularidades de identidad y de relación como un hecho crucial en la comprensión moral" (OMS-OPS). La imparcialidad en las preferencias, afectos y relaciones en Pediatría podría verse complicada por la condición de ser niño y paciente, más aún si se agrega, prematuridad extrema, terminalidad, maltrato infantil, deficiencia mental, secuelas de accidente, por ser situaciones que lo colocan en una posición de mayor invalidez; es allí donde la Enfermera no podrá dejar de olvidar que todos merecen la misma atención y sus mismos cuidados, dedicación y compasión.

El juicio moral está basado en la aplicación de los principios, es decir, una actuación fundamentada en razones, formuladas como normas generales y no en casos particulares; entre ellos está el "decir la verdad", "no romper las promesas", "actuar en el mejor interés del paciente", "respetar la autonomía de los demás".

La virtud de la compasión es fundamental en este tema, ya que se requiere, como una imperiosa necesidad en la atención del que sufre, personas que le brinden cuidados con amor, respeto y comprensión; el cuidado con compasión debe ser el primer deber de los integrantes de la salud; la compasión es una virtud que surge para aliviar y entender el sufrimiento del otro y es una habilidad humana que todas las personas tienen; el deber ético entonces es otorgar cuidados compasivos, para entender los sentimientos del que sufre, y para comprender a cabalidad sus miedos y temores.

La ética del cuidado plantea la necesidad de una sensibilidad hacia las otras personas, entender la situación del paciente, qué siente, cuáles son sus temores y esperanzas. Si esta ética la proyectamos al dolor, ¿podremos entender al que sufre en igual forma, si no lo hemos padecido? ¿Podremos sentir lo que siente el paciente y comprender sus temores y esperanzas? Para entender y tener sensibilidad, sin tener la experiencia, es necesario ponerse en el lugar del otro. Se señala que, con los años de ejercicio profesional, de tanto ver situaciones traumáticas y sufrimiento, el profesional de la salud se insensibiliza y el argumento se defiende, señalando que es un mecanismo de defensa para no sufrir. El punto medio es el que habría que lograr y tal vez una rotación por los diferentes servicios serviría de apoyo, porque también es persona humana, con miedos, penas, temores y esperanzas. La insensibilidad por el otro podría significar la subvaloración del dolor del paciente y no se llegaría a una objetivación en su medición. Para determinar los contornos morales de las situaciones, se deben adquirir habilidades cognitivas, afectivas y de sensibilidad y empatía a ser aplicadas en el niño con dolor crónico.

La ética del cuidado también plantea la "visión de las emociones como factores distorsionadores de la percepción y de la respuesta moral" (OMS-OPS) que pueden actuar como sesgo, distorsión e inconsistencia en la liberación moral. En este sentido, se podría asociar con el anterior aspecto y cabría un permanente análisis introspectivo que permitiera ser imparcial en las emociones, tratando de evitar tanto la emotividad como la indiferencia frente al sufrimiento del niño. La emotividad es necesaria, en su justo punto, al demostrar que importa el dolor del otro, sobre todo si se trabaja con niños y adolescentes que perciben los sentimientos de los que lo atienden. "Las emociones son importantes en el discernimiento y la comprensión moral y en la expresión de la emoción como respuesta moral" (OMS-OPS).

El equilibrio de las emociones y sensibilidades son cruciales para "ver" y "comprender" lo moral de las personas. Es entonces fundamental, de acuerdo con este planteamiento, entender al que sufre de dolor, a través de la empatía y la comprensión. La ética del cuidado "enfatiza la importancia de cultivar una preocupación activa por el bien de otros, una apertura de corazón y una imaginación simpatética y comprometida, para comprender efectivamente a los demás y la forma en que ellos perciben su propia situación, incorporando esto en nuestra interpretación moral de las situaciones que enfrentamos" (OMS-OPS).

La afectividad tiene también un rol expresivo en la respuesta moral, la que se ve reflejada en la forma cómo actuamos frente al paciente; por lo tanto, es necesario la "calidad expresiva de nuestra acción" que al igual que nuestros sentimientos, los niños perciben la afectividad a través del respeto, la simpatía y la bondad hacia ellos.

La enfermedad y el dolor producen entre otros sentimientos, desesperación y confusión porque influye en los proyectos de vida de las personas y en el sentido de independencia. La ética del cuidado pretende más que curar, sanar y el énfasis del cuidado consiste en "la acción de promover el crecimiento y la salud… facilitar el bienestar, dignidad o una muerte buena y en paz… y en la preservación y extensión de las potencialidades humanas, dentro de las limitaciones y circunstancias de la enfermedad" (OMS-OPS). Este concepto lleva implícita la connotación holística y sobre todo humanista de la atención a otorgar, cuyo objetivo persigue el bienestar del paciente. Al relacionarlo con el dolor, incluiría, disminuirlo al punto de evitar el sufrimiento que éste provoca en el niño y su familia. El artículo de Alisa L. Carse, apunta a las condiciones de los hospitales en que trabaja el equipo de salud, para favorecer el cumplimiento que la ética del cuidado plantea como objetivo principal; en este aspecto la autora señala que los sistemas de aranceles y de éxito profesional favorecen los procedimientos e intervenciones por sobre la educación y la comunicación efectiva.

La vulnerabilidad en situación de enfermedad y la dependencia que esta produce, influye en la relación profesional de salud-niño, colocando a este último a merced del médico o la Enfermera de quien depende y quien sabe más. Debe el paciente cuando enferma empezar a confiar en alguien que le es desconocido. Puede suceder que se sobre estimen normas y procedimientos y se subestimen condiciones y aptitudes personales, las que debieran tener el justo punto medio, para un favorecimiento de la dignidad del niño enfermo.

La ética del cuidado le da importancia a la sensibilidad frente al sufrimiento del paciente, por eso es factible de ser aplicada, en la atención del niño con dolor crónico, a través del desarrollo de capacidades imaginativas, emocionales y expresivas a ser incorporadas en una óptima comunicación. En este sentido, la ética del cuidado llama a la reflexión en relación a qué características poseemos y cuáles deberíamos desarrollar como profesionales, para el logro de los objetivos, aplicando la virtud y las aptitudes analíticas, para la práctica de hábitos de sensibilidad, discernimiento y respuesta.

La ética del cuidado aplicada a la atención del niño con dolor crónico, exige de un profesional de la salud, un fuerte compromiso personal con sus pacientes. Este se logra a través de una verdadera vocación que mensura la importancia, en su justa medida y alcance. Una verdadera vocación se consigue por medio de una serie de pruebas a la que debiera ser sometida la candidata alumna, como las pruebas de aptitud específicas, test psicológicos y entrevistas personales, que permitan a la postulante, tener un acercamiento a lo que será su rol profesional. Hoy en día el sistema de ingreso a cualquier profesión relacionada con la salud, permite que muchos estudiantes se sientan frustrados de lo que están aprendiendo, porque además se suma un desconocimiento, del rol que ejerce cada uno, por una falta de información en los planes de orientación vocacional a nivel de los colegios de enseñanza media. El profesional de la salud debe constantemente hacer una revisión de sus valores y objetivos en la vida, de su actuar, de sus necesidades y un permanente cuestionamiento de su conducta frente al paciente.

Capítulo 24:
Comunicación ética y dolor crónico

En una comunicación ética es necesario que el profesional de la salud desarrolle habilidades psicosociales, como la asertividad, la empatía, la compasión y la comunicación. Esta comunicación debe darse en un marco de respeto mutuo, entre el paciente, y quien le otorga cuidados; esta comunicación debe estar en un marco de respeto a la dignidad de los seres humanos y un cabal conocimientos de los derechos y los deberes de las personas. En esta comunicación debe existir sensibilidad frente al dolor y el sufrimiento del niño y cada uno de los cuidados que se otorguen debe estar dentro del marco de la ética de la fragilidad, es decir, el reconocimiento del más débil. La comunicación con las personas no se da sólo con palabras; también con las expresiones no verbales y el silencio.

Pedro Laín Entralgo escribió el año 1964 su libro *"La Relación Médico-Enfermo"*; han pasado más de cincuenta años de su primera edición y sus contenidos son plenamente aplicables al día de hoy para cualquier integrante del equipo de salud. En el capítulo III: La comunicación entre el médico y el enfermo, distingue cuatros instancias de relación: la mirada, la palabra y el silencio, el contacto manual y la relación instrumental. Respecto a la mirada señala que es el primer encuentro en una relación sanitaria considerado para él como un acto expresivo y la mirada manifestaría la condición humana; la expresión va unida a una intención, es decir uno expresa lo que quiere o no quiere expresar, por tanto, sería un medio de comunicación.

Según Laín Entralgo hay intenciones en la mirada de la relación clínica: una envolvente, una inquisitiva y una objetivante. En la envolvente se produce en el "ámbito de refugio a la existencia doliente y menesterosa de quien le pide ayuda técnica". Debe crearse una mirada–regazo: con ella se envuelve al otro, se acoge y se protege. El autor describe la intención inquisitiva de la mirada donde se busca algo, se inspecciona y en la intención objetivante, se perciben alteraciones del cuerpo (color forma), alteraciones dinámicas (temblores), expresiones estáticas: actitudes.

Respecto a la palabra, el autor identifica tres elementos las expresiones sonoras paraverbales, la expresión verbal y el silencio. En relación al silencio Laín Entralgo señala los modos formales: el presignificativo, el fondo del silencio, el significativo, lo que expresa ese silencio, y el transignificativo, es decir el sentido intencional del silencio.

Del contacto manual para el paciente, señala la impresión de la propia realidad, una vivencia de relajación, una de alivio y compañía y una de placer expresada en una habilidad manual, una delicadeza moral una delicadeza estética. Y para el profesional de la salud, existiría una impresión de realidad. Para el profesional de la salud el contacto manual sería la impresión de la realidad.

De la relación instrumental señala que existe la tecnificación instrumental del arte de cuidar; respecto a este aspecto podríamos señalar que cada día más se identifica esta relación, fría e impersonal, tal vez más fácil para el profesional, pero cada vez más distante de doliente. Lo sugerente en esta situación es la verdadera empatía, ponerse en el lugar de la persona enferma y su familia y en cada persona que se atiende ver a un ser muy significativo para el profesional de la salud, esperanzado de cómo le gustaría que a él o su familia le gustaría que lo atendieran.

Capítulo 25:
Investigación y dolor crónico en el niño

Como en cualquier enfermedad, síntoma y edad de los pacientes, la investigación es muy necesaria para ir buscando nuevas alternativas de disminución del dolor; en especial en un niño es fundamental que los investigadores busquen nuevas terapias que disminuyan el dolor y el sufrimiento del niño.

La investigación en Chile, afortunadamente está más regulada, ya sea por los grupos de investigación, el Ministerio de Salud (MINSAL), el Instituto de Salud Pública (ISP) y organismos reguladores como los Comités de Ética de la investigación Científica. En Chile el año 2001 se aprobó la Norma Técnica N° 57 que regula hasta la fecha, la ejecución de ensayos clínicos que utilizan productos farmacéuticos en seres humanos. Esta norma dictamina una serie de normas y reglas atingentes a la regulación de esta práctica, lo que asegura al paciente, al investigador y al equipo de salud que sólo se practiquen investigaciones reguladas por las normas de investigación internacionales. En Chile rige la Ley de Investigación en el Ser Humano del MINSAL N° 20.120 del año 2012 (Ley N° 20.120, 2012).

Los investigadores tienen la obligación moral de adherir a las normas de Buenas Prácticas Clínicas cuando realizan ensayos clínicos y a las normas de investigación nacionales e internacionales cuando efectúan otro tipo de investigaciones, como estudios cualitativos, cuantitativos o cuali–cuantitativos, velando por el resguardo de la integridad del sujeto de investigación, la confidencialidad de la información y los resultados y el proceso de consentimiento informado. Debemos recordar que, de acuerdo a la edad de los niños, los padres o representantes legales deben dar su autorización, ejerciendo por el niño el principio de autonomía a través de la firma del documento de consentimiento informado. También es preciso señalar, que el consentimiento informado es un proceso, es decir que una vez construido el proyecto de investigación y el documento de consentimiento informado, éste último debe pasar por una validación para evaluar qué tanto entiende el padre o tutor legal del contenido de la información; aplicando este instrumento en un grupo de personas con iguales características que la población donde se va a realizar la investigación. Una vez revisados los resultados de esta prueba, se harán las modificaciones correspondientes.

El proyecto de investigación, el documento de consentimiento informado, la autorización del director de la institución donde se hará la investigación y una carta de compromiso del investigador que lo exenta de conflictos de interés, serán presentados un Comité de Ética Científico, acreditado por el MINSAL de Chile, quien revisará y aprobará si corresponde este proyecto. Una vez certificada la aprobación, el investigador puede proceder a realizar su proyecto, informando al comité de eventos adversos si los hubiere, del proceso de consentimiento informado, cualquiera información relevante y un informe final una vez terminada la investigación.

En niños mayores de 10 años cuando están iniciando su proceso de madurez moral y hasta los 18 años se agrega al proceso de consentimiento informado del padre o tutor legal, la firma del asentimiento informado del niño y adolescente, proceso que reúne las mismas condiciones del consentimiento informado, pero en un nivel acorde a la comprensión de los contenidos del documento. Este documento también debe pasar por el proceso de validación antes de ser aplicado.

El documento de consentimiento informado tiene dos partes; la primera que incluye la información suficiente en cuanto a objetivos del estudio, beneficios y riesgos del mismo, en qué va a consistir su participación, que no recibirá retribución económica al participar, sólo locomoción y alimentación si es necesario y el aseguramiento del resguardo de la confidencialidad de la información que otorgue. Esta primera parte se sugiere se redacte invitando a los probandos a participar y en tercera persona neutro y en tiempo presente. La segunda parte es la declaración del consentimiento donde los participantes afirman que han recibido información sobre el objetivos u objetivos de la investigación, los riesgos y beneficios, el resguardo de la confidencialidad y señalan que han entendido la información. El documento se sella con el nombre y firma del investigador, del participante y de un testigo. El investigador debe dar una copia del documento al participante.

La medicina no avanza si no contribuimos a la investigación, pero ésta debe hacerse responsablemente respetando las normas que al respecto existen. Debe tenerse prioritariamente el beneficio del participante por sobre los beneficios para el investigador y este proceso debe terminar con la publicación de los resultados, en revistas de alto impacto para socializar y compartir los hallazgos encontrados. Esta etapa también debe cumplir con aspectos éticos relacionados con la publicación, comprometiéndose a compartir los resultados reales obtenidos y libres de plagio.

Por ser los niños una población vulnerable, es preciso que los Comités de Ética Científicos revisen detalladamente cada uno de los proyectos de investigación, solicitando si es preciso y en una presentación oral a cargo de los investigadores responsables, la aclaración de dudas que aseguren que no se ha vulnerado los derechos de los niños y que el proyecto sólo pretende el beneficio para ellos. Recordar que según la Declaración de Helsinki 2018, sólo se puede usar placebo si no existe una droga con quien comparar el efecto, con el fin de no dejar una ventana sin cubrir el problema de salud que se está investigando. También es preciso que los Comités de Ética Científico cautelen que no esté realizando simultáneamente investigaciones en la misma población infantil, ya que vulnera sus derechos y no protege a una población sensible y muy frágil.

Muchas veces se podría pensar que se pueden administrar medicamentos de adultos a niños, basado en que es más difícil realizar ensayos clínicos en niños, con el alto riesgo de toxicidad y complicaciones precisamente por la condición de niño y por ende de vulnerabilidad (Beca & Astete, 2012); es así como la función de los Comité de Ética

Científicos tienen un rol importantísimo en la supervisión y el control de estas prácticas con el fin de proteger a ésta, una de las poblaciones vulnerables para el mundo científico.

Capítulo 26:
Medidas alternativas en el manejo del dolor

No se puede dejar de señalar que, aunque parezca no tan científico, existe hoy en día cada vez más la tendencia a considerar medidas no tradicionales que ayudarían, a veces notablemente, a aminorar el dolor del paciente. No podemos considerarlas mágicas o no válidas más aún si buscamos fundamentos válidos que están en las yerbas y en algunas medidas que dicen relación con la imaginería, técnicas de relajación, acupuntura, aprovechamiento del poder de la mente sobre la recuperación de las funciones del cuerpo, la medicina mapuche, entre otras. Cuando se padece dolor, ninguna medida puede no ser considerada válida, si ésta, aunque sea en un mínimo, alivia el dolor del paciente. Afortunadamente hoy, las escuelas formadoras de profesionales de la salud, están incorporando en sus currículos, contenidos que dicen relación con la medicina alternativa. Falta la investigación a fondo de su impacto y es una tarea que le compete al profesional de la salud hacerlo.

Todo es válido si lo que se persigue es el alivio del dolor y el sufrimiento del niño. La angustia y la desesperación en la búsqueda del alivio, muchas veces hace que se acceda a alternativas que muchos de los profesionales de la salud no aceptan por su mentalidad científica con que han sido formados. Lo importante es que no se abandone la medicina tradicional y que paralelamente con ésta, el niño y su familia tengan la libertad de elegir alternativas ayudadoras para el alivio que buscan. Lo peor es la crítica y algunas veces consideradas dentro de la ignorancia de los padres, pero sólo ellos viven el dolor del hijo.

Importante, por tanto, es que esta medicina no tradicional sea validada por investigaciones científicas que den respaldo teórico sólido que permitan tener la seguridad que no son dañinas para la salud.

Actualmente se ha visto que el *Cannabis sativa*, es una muy buena opción para el alivio del dolor, pero aún es muy prematuro que esto sea así porque se encuentra en proceso de prueba y de aprobación por ley de su uso.

Una muy buena alternativa que ayuda en parte al alivio del dolor son las diferentes técnicas de relajación, a las cuales debería acceder y aprender el equipo de salud, buscando muchas veces sobre todo con los niños más pequeños, instancias lúdicas que permitan la distracción. También se puede usar risoterapia, la lectura de cuentos o actividades relacionadas con la pintura u otras artísticas que permita al niño transitoriamente cambiar su foco y relajarse. Es oportuno además señalar que los grupos de autoayuda colaboran a crear agrupaciones que sufriendo el mismo problema se apoyan y comparten experiencias. Pero no hay que desechar que una de las mejores terapias para disminuir el dolor en los niños es la compañía de la familia o de una persona significativa para él, o muchas veces un amiguito, un juguete o una mascota. En relación a las mascotas y en especial perros, algunas profesiones de salud como odontología utilizan mascotas que acompañan a los niños durante la realización de procedimientos asociados a dolor, comprobándose que los ayudan notablemente a adquirir confianza y disminuir el estrés y el dolor.

Capítulo 27:
Reflexiones bioéticas en torno al dolor crónico del niño

Los principios bioéticos son lícitamente aplicables al manejo de los aspectos éticos del dolor y pueden constituir su principal hilo conductor. El principio de autonomía por la edad del niño o por las condiciones de gravedad en que se encuentra, no siempre se puede respetar. No existe utilización de formularios de consentimiento informado específico en relación a procedimientos analgésicos y es muy frecuente la utilización del consentimiento implícito. Pudieran existir formularios en relación a procedimientos de alto riesgo para la salud del niño, y consentimientos otorgados por los padres o sus representantes legales.

Se utilizan día a día técnicas menos invasivas para administrar analgesia, de tal manera de no agregar un dolor más al ya existente. Este hecho tiene relación con los principios de beneficencia y no-maleficencia; como ejemplo se puede señalar, actualmente, el no uso de la vía intramuscular para la administración de analgésicos, siendo éstos administrados por vía intravenosa ya que una punción intramuscular es agregar un dolor más al niño.

La ética del cuidado por sus fundamentos, genera una orientación basada en el respeto por el otro, el desarrollo de los valores del paciente y las virtudes del profesional que presta la atención. Sus postulados podrían constituir los pilares éticos de la atención del niño con dolor crónico, ya que dignificarían su calidad de persona humana.

Si bien es cierto hemos avanzado en los últimos años, en la modificación de nuestros currículums de formación en las carreras de salud, considero aún insuficiente el avance que, en el área de ética y la bioética, se ha hecho. Aún se considera esta área muchas veces innecesaria y que está implícita en temáticas del área humanista, o que hay otros temas que son más importantes abordar. Desde hace mucho tiempo que pienso que la palabra empatía está muy bien definida, pero que es muy diferente vivir una situación de dolor. Es allí donde surge la necesidad de fundamentar teóricamente en diferentes disciplinas, la necesidad de incorporar a lo largo de todo el currículum, unidades temáticas que fortalezcan el área de la ética y la bioética, para poder entonces, contribuir a la formación de un profesional de salud, más humano, asertivo, integral, compasivo y empático, empapado de valores de respeto por el otro y de una consideración profunda de la dignidad del que sufre.

Un profesional de la salud pediátrico debe poseer además de los conocimientos propios de cada una de las disciplinas que ejerce, valores y virtudes que avalen la dación de cuidados amorosos, personalizados, humanizados y compasivos tanto al niño como a su familia.

Se señalan como valores fundamentales ser fiel a su profesión, sus pacientes, la familia sus pares; la generosidad en compartir el conocimiento adquirido y al otorgar los cuidados; la honradez frente al paciente y la familia, y los otros integrantes del equipo de salud; la amabilidad al relacionarse con los otros; la confianza que tienen los otros en el actuar de cada profesional; la cooperación al integrar equipos sólidos; la perseverancia en el actuar; el respeto hacia ellos mismos y hacia los otros; la solidaridad mostrada en gestos concretos y simples y la tolerancia frente a la adversidad y las relaciones humanas, entre otras más.

Se señalan como virtudes profesionales la justicia, es decir la equidad y la igualdad en el trato, las oportunidades y el modo de relacionarse con los otros; la templanza que asegura el dominio de la voluntad sobre los instintos, es decir, la ecuanimidad evitando la impulsividad; la fortaleza que otorga la firmeza en las dificultades, frente al dolor y el sufrimiento del otro y la prudencia catalogada como la virtud ética fundamental que debe poseer toda persona humana. Tanto las virtudes como los valores deben ser el sello que cada profesional de la salud debe fortalecer para que otorgue cuidados de calidad.

La ética y la bioética son disciplinas tan importantes como las ciencias biológicas, psicológicas, sociales o espirituales y que deben ser el sello que destaque y marque el actuar profesional. Ningún profesional que ejerza su rol con personas humanas debe estar exento de una sólida formación en esta área del saber. No sólo deben estar en el perfil del profesional que se publica en cada página web de cada profesión, sino mostrarse en el día a día de cada profesional de la salud. Los académicos formados en esta área tienen la obligación de impartir clases a lo largo de todo el canal de formación del profesional de pregrado, buscando metodologías interactivas y atractivas para el estudiante adolescente y evaluando también con metodologías innovadores los diferentes contenidos del currículo. El perfil de egreso del futuro profesional de la salud de cada universidad, no sólo debe ser una declaración de principios éticos, no sólo debe parecerlo sino debe serlo.

La autora ha querido terminar este libro con una *Plegaria del Recién Nacido Prematuro a sus Médicos y Enfermeras*, pensando que ésta podría ser la voz de muchos de los niños y niñas que nos toca asistir y que la podríamos recordar en cada cuidado que otorguemos.

Plegaria de un Recién Nacido Prematuro a sus Médicos y Enfermeras

Sí, ya sé; nací antes de término.
Soy un prematuro.

Mi vida depende en gran parte de ustedes.
Mis posibilidades han mejorado también gracias a ustedes.
Pero... ¡Por favor!... a quien más yo necesito es a mi madre.
Sé que no soy como ella me imaginaba;
sé también que quizás ella esté triste o se sienta culpable, pero yo la
quiero igual... y sé que ella también a mí.
Pero... ¡por favor!... dejen que ella me vea, dejen que ella me toque y
acaricie.
Si ella aún no vino... debe ser porque aún nadie le dijo que podía.
Yo estoy seguro que con sólo mirarnos los dos, y mi padre, todos
nos sentiremos mejor.
También quiero pedirles algo a ustedes.
Les mentiría si les dijera que estoy contento.
La incubadora hace mucho ruido. El colchón no es cómodo.
A veces tengo frío. A veces mucho calor. A veces tengo hambre y a
veces tengo sed.
La tela adhesiva me lastima la piel y mis pies tienen grandes
heridas.
No entiendo mucho por qué tengo que sufrir. Supongo que es el
costo de mi curación.
Pero sé que casi todo depende de ustedes.
Piensen un poco más en mí, yo se los agradezco.
Los veo trabajar a mi alrededor.
Los oigo hablar de mí. Sé que se preocupan.
A veces me asusto al verlos, sobre todo cuando vienen hacia mí con
agujas.

Pero también me asusto cuando no los veo. A veces paso mucho tiempo sin ver a nadie.

¡Qué horrible es no poder llamarlos cuando los necesito!

No me dejen. Dependo de ustedes. Mis padres y yo confiamos en ustedes.

Algunos sé que me quieren de verdad. No sólo como profesionales.

Más, si creen como yo que es posible querer más.

Me doy cuenta por la forma en que me tocan, aun cuando lo que me hacen es doloroso.

Otros sé que no me quieren, quizás porque significo más trabajo.

Me tratan con rudeza y sin afecto.

Pero yo les pido... si no me quieren, por favor no me cuiden.

No se engañen a sí mismos porque a mí no me engañan.

Sé diferenciar una caricia y el afecto de una agresión y el rechazo.

También sé que algunos de ustedes son mejores, más capaces.

Yo no pretendo que sólo ellos me cuiden.

Tú que eres nuevo puedes hacerlo, pero, por favor... si tienes dudas, si ves que no puedes, llama al más capaz.

Requiere más valor decir que no sabes que ocultarte protegido por mi silencio.

Yo nunca te denunciaría. No puedo. No quiero... Tú te condenarías solo.

Les pido por favor porque yo estoy preparado para decir: muchas gracias.

Pertenece al Dr. A. Miguel Larguia.
Publicado en: "*Neonatología - Actualizaciones - Instructivos para Médicos y Enfermeras*".
Editorial Ergon. 1983.

Biografía de la autora

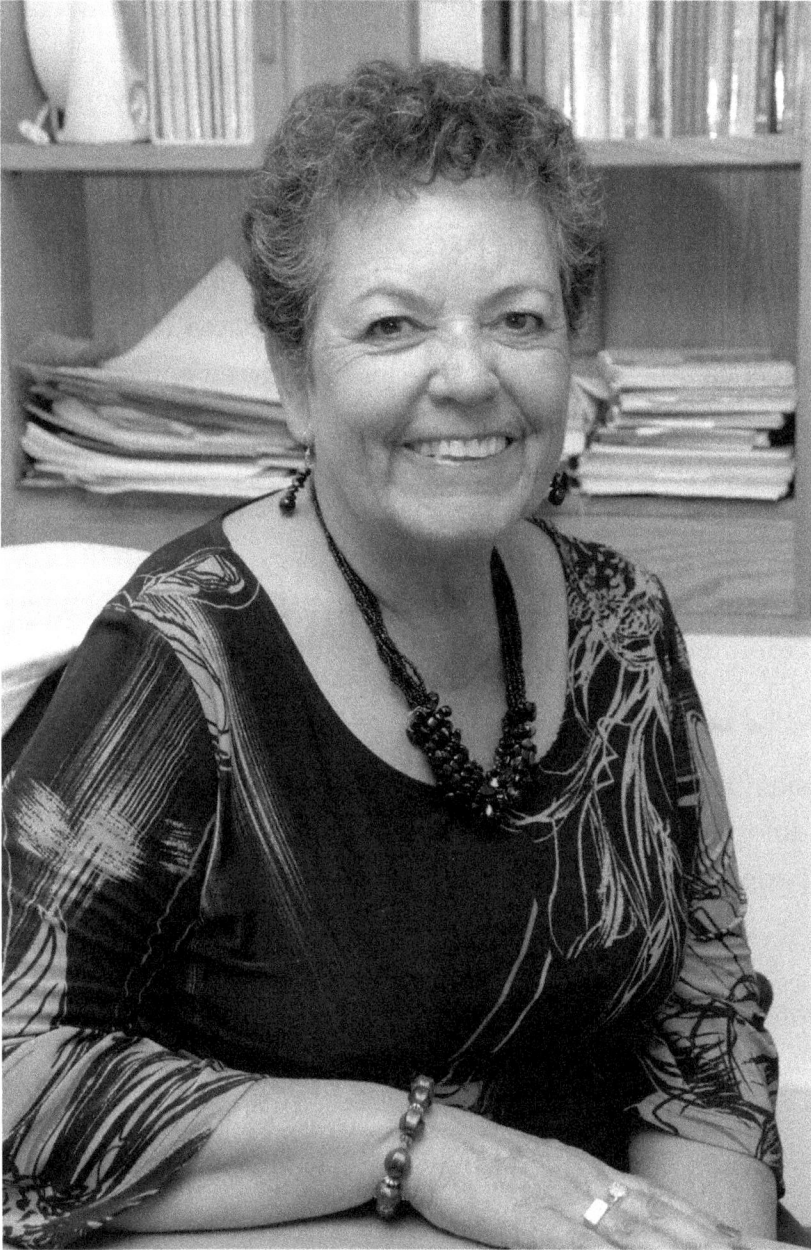

Irene Acevedo Pérez, enfermera pediátrica y académica quien se desempeñó durante 37 años en la Escuela de Enfermería de la Facultad de Medicina de la Universidad de Chile. Especialista en Enfermería Pediátrica, título obtenido en la Escuela de Enfermería de la Universidad de Chile el año 1980. Magíster en Bioética grado otorgado el año 1998 por la Universidad Complutense de Madrid y las Facultades de Medicina y Filosofía de la Universidad de Chile. Ha desempeñado funciones en otras universidades privadas del país dictando clases en el área de la ética y la bioética aplicada a la gestión del cuidado en enfermería.

Actualmente es académico de la Facultad de Enfermería de la Universidad Andrés Bello, donde creó y preside actualmente el Comité de Ética Científico en Enfermería y en la Escuela de Enfermería de la Facultad de Odontología y Salud de la Universidad Diego Portales.

El origen de este libro se gesta por el gran amor que siempre ha sentido hacia niños, su sensibilidad frente al dolor y el sufrimiento de ellos y por experiencia personal de padecer dolor crónico.

Esta segunda edición, que aborda nuevos contendidos, pretende contribuir a la sensibilidad de los profesionales de la salud que trabajan con pacientes pediátricos.

Bibliografía

- (Noviembre de 1984). *Nursing.*
- (Noviembre de 1986). *Nursing.*
- Acevedo Pérez, I. (2017). La ética del Cuidado en el Campo Asistencial y de la Investigación. En F. León, & P. Sorokin, *Bioética y Salud Pública En y Para América Latina* (pág. 318). Santiago, Chile: FELAIBE.
- Arriagada, A., & Schürmann, S. (1997). *Acerca del Dolor y Cuidados Paliativos.* Temuco, Ediciones Universidad de la Frontera, Chile.
- Beca, J., & Astete, C. (2012). *Bioética Clínica.* Santiago, Chile: Editorial Mediterráneo, Ltda.
- Bendlin, A., Linares, H., & Benaim, F. (1993). *Tratado de Quemaduras.* México, México: Editorial Interamericana.
- Berlinguer, G. (1996). *Ética de la salud.* Buenos Aires, Argentina: Lugar Editorial.
- Cáceres-Matos, R., Gil-García, E., Barrientos-Trigo, S., Molina, E., & Porcel-Gálvez, A. (2017). Consecuencias del dolor crónico en la infancia y la adolescencia. *Gaceta Sanitaria.* Obtenido de https://doi.org/10.1016/j.gaceta.2017.11.007
- Florenzano Urzúa, R. (1993). *En el camino de la vida: estudios sobre el ciclo vital entre la adolescencia y la muerte.* Santiago, RM, Chile: Editorial Universitaria.
- Flores, E. (2018). *El sentido del dolor.* Obtenido de Logoforo: https://logoforo.com/el-sentido-del-dolor/
- Gracia Guillén, D. (1989). *Fundamentos de Bioética.* Madrid, España: Editorial Eudema.
- Häring, B. (1968). *Cristiano en un Mundo Nuevo.* Barcelona, España: Herder.

- Jennings, B., Callahan, D., & Caplan, A. (1988). *Los retos éticos de la enfermedad crónica*. Hastins Center.
- Larrañaga, I. (1993). *Del Sufrimiento a la Paz*. Madrid, España: Editorial San Pablo.
- Lavados M., M., & Serani M., A. (1993). *Ética clínica: fundamentos y aplicaciones*. Santiago, RM, Chile: Ediciones Universidad Católica de Chile.
- Ley N° 20.120. (2012). *Ley de Investigación en el Ser Humano*. Chile.
- Ley N° 20.584. (2012). *Ley de Derechos y Deberes de las personas*. Chile.
- Linchitz, R. (1993). *Vivir sin Dolor - Un Programa Comprobado para Combatir el Dolor Crónico*. Barcelona, España: Parramón Divulgación.
- Lolas, F. (marzo de 1996). Aspectos Psicosociales del Estudio del Dolor. (A. C. Dolor, Ed.) *Revista El Dolor*, 4(16).
- Manzano, I. (1995). *La Persona Humana y la Muerte* (Vols. "Dolor y Muerte", Módulo 9). Guadalajara, México.
- Marañón, G. (1947). *Vocación y Ética*. Madrid, España: Espasa-Calpe.
- Marcuello Franco, C. (1987). *Seminarios de Ética en Enfermería*. Paplona, España: Ediciones Universidad de Navarra.
- Meneghello, J. (1993). *Tratado de Pediatría* (Vol. 1). Santiago, RM, Chile: Editorial Mediterráneo Ltda.
- Ministerio de Salud (MINSAL). (1996). *Programa Alivio del Dolor y Cuidados Paliativos en pacientes con Cáncer - Normas de Enfermería*. Santiago.
- Morris, D. (1991). *La cultura del dolor*. Santiago, RM, Chile: Editorial Andrés Bello.

- OMS-OPS. (s.f.). *Cuadernos del Programa Regional de Bioética.*
- Orden Hospitalaria San Juan de Dios. (1991). *Labor Hospitalaria - Organización Pastoral de la Salud, XXIII(222).*
- Organización Panamericana de la Salud. (1997). *Cuadernos del Programa Regional de Bioética.*
- Paeile, C., & Bilbeny, N. (1997). *El Dolor - Aspectos Básicos y Clínicos.* Santiago, RM, Chile: Editorial Mediterráneo Ltda.
- Penzo, W. (1989). *El dolor crónico: aspectos psicológicos.* Barcelona, España: Martínez Roca.
- Remplein, H. (1974). *Tratado de Psicología Evolutiva.* Barcelona, España: Editorial Labor S.A.
- Rivera Mejía, O. (1995). *Ética y sida.* Bogotá, Colombia: San Pablo.
- S. S. Juan Pablo. (1984). *Carta Apostólica: Salvifici Doloris. El Sufrimiento Humano.* Madrid, España: Ediciones Paulinas.
- Soto, S. (1979). *La Relación Médico-Paciente.* Santiago, Chile: Alfabeta Impresores.
- Thompson, J. B. (1984). *Ética en enfermería.* México, México: El Manual Moderno.
- UNICEF. (1989). *Declaración de los Derechos del Niño.*
- Watson, J. (1999). *Nursing: Human Science and Human Care: a Theory of Nursing.* Sudbury, MA, USA: Jones and Bartlett Publishers.

Tabla de materias

Colofón

Este libro se imprimió mecánicamente, no sabemos dónde ni cuándo, por algún robot dedicado a la impresión bajo demanda. Por lo tanto, nos es imposible indicar cuántos ejemplares han sido producidos a la fecha ni cuántos lo serán en el futuro. Esperamos que se haya usado papel Bond blanco y una tapa de cartulina polilaminada a color, con una encuadernación rústica mediante *hotmelt*. Por lo menos estamos seguros de haber usado la tipografía *Book Antigua*, en varios tamaños y variantes, para la mayoría de su interior.

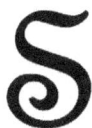

ᔓ

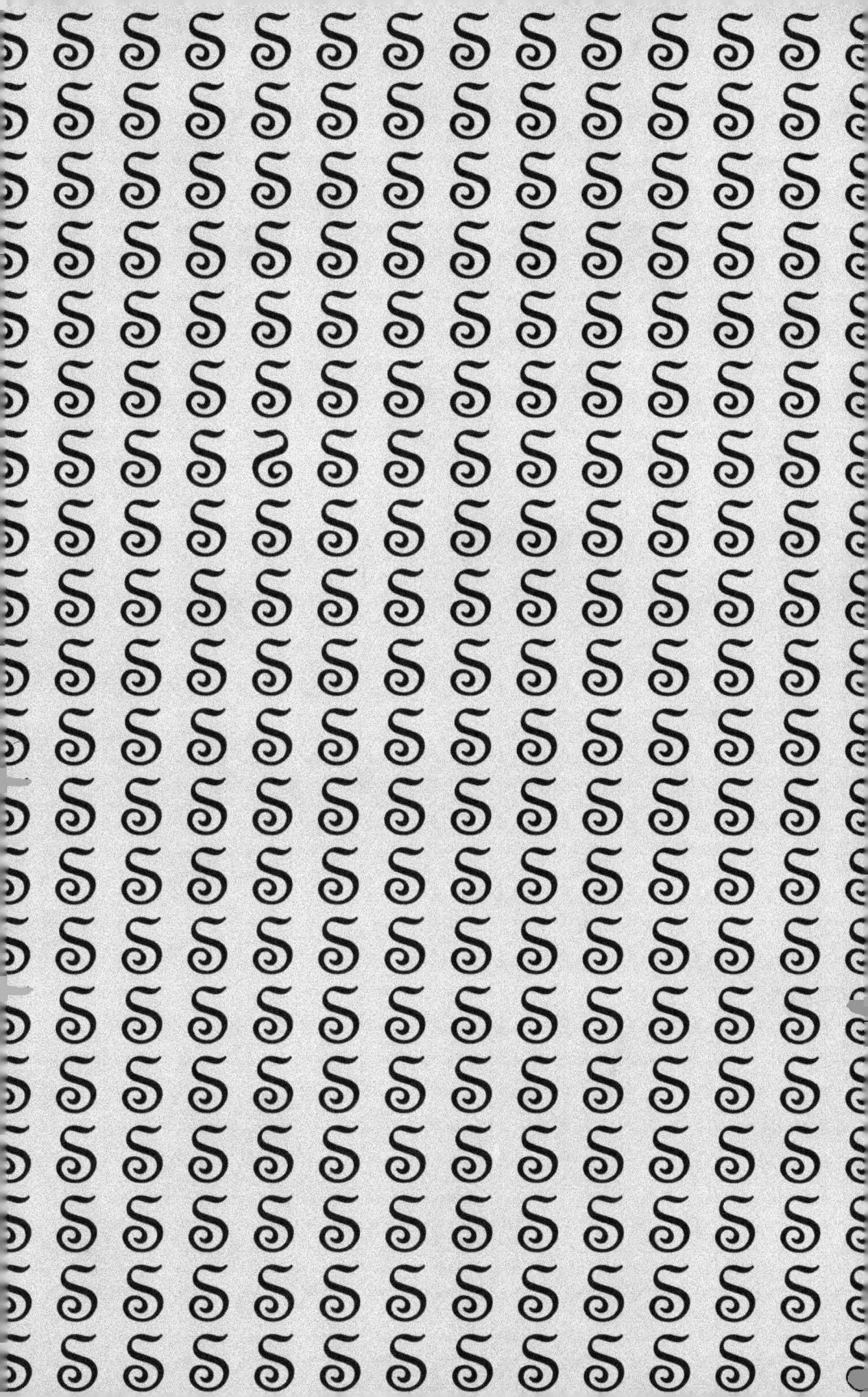

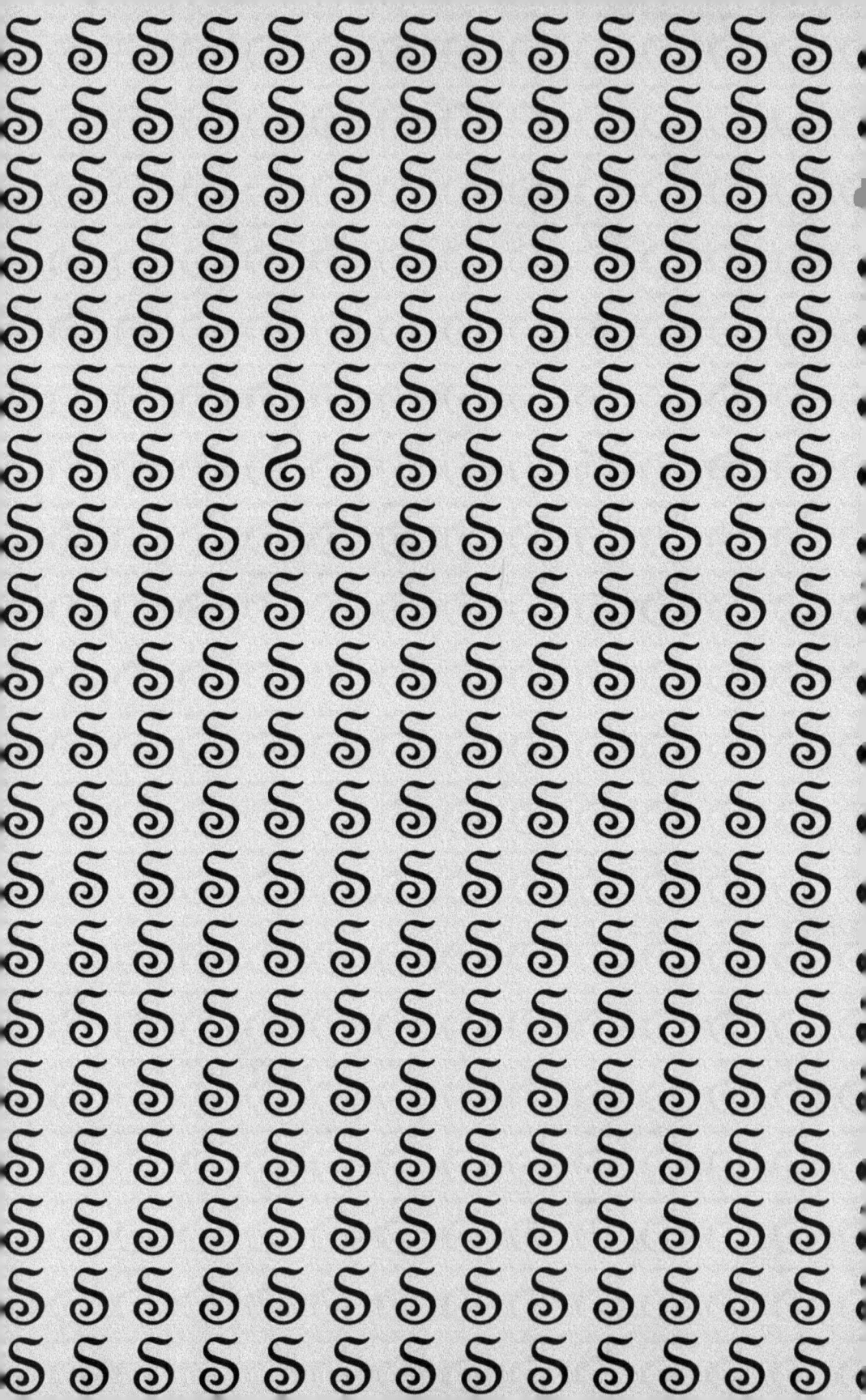

www.ingramcontent.com/pod-product-compliance
Lightning Source LLC
Chambersburg PA
CBHW050110210326
41519CB00015BA/3899